COUP-D'ŒIL

SUR LE

MAGNÉTISME

ET LE

SOMNAMBULISME

Considérés

SOUS LE RAPPORT MÉDICAL ET RELIGIEUX;

PAR F. ROUX,

DOCTEUR EN MÉDECINE.

Considéré comme agent de phénomènes physiologiques et comme moyen thérapeutique, le magnétisme devrait trouver sa place dans le cadre des connaissances médicales. (Rapport sur les expériences magnétiques, faites par la Commission de l'Académie royale de Médecine. Art. 29 des Conclusions.)

Montpellier.

TYPOGRAPHIE ET LITHOGRAPHIE DE BOEHM.

1846.

COUP-D'OEIL

SUR LE

MAGNÉTISME ET LE SOMNAMBULISME

CONSIDÉRÉS

SOUS LE RAPPORT MÉDICAL ET RELIGIEUX.

COUP-D'ŒIL

SUR LE

MAGNÉTISME

ET LE

SOMNAMBULISME

Considérés

SOUS LE RAPPORT MÉDICAL ET RELIGIEUX;

PAR F. ROUX,

DOCTEUR EN MÉDECINE.

> Considéré comme agent de phénomènes physiologiques et comme moyen thérapeutique, le magnétisme devrait trouver sa place dans le cadre des connaissances médicales. (Rapport sur les expériences magnétiques, faites par la Commission de l'Académie royale de Médecine. Art. 29 des Conclusions.)

Montpellier.

TYPOGRAPHIE ET LITHOGRAPHIE DE BOEHM.

1846.

INTRODUCTION.

Je venais de recevoir le grade de docteur en médecine, lorsqu'on me demanda : Qu'est-ce que le magnétisme animal?

— Ce n'est rien du tout, répondis-je. Pure chimère que cet agent, investi par Mesmer du pouvoir de produire divers effets qu'on doit rapporter à l'imagination, à l'imitation, à des causes connues...

— Mais, poursuivit mon interlocuteur, on prétend que le somnambulisme présente des phénomènes extraordinaires, tels que : la transposition des sens, l'insensibilité physique, l'instinct médical, etc. Y croyez-vous ?

— Je crois aux mystères infinis de la nature, aux bornes étroites de nos connaissances. Quelque inouïs que soient des phénomènes, il ne nous appartient pas de les déclarer impossibles.... Quant à ceux dont vous me parlez, je les rejette, non comme absurdes, mais comme faux.

Car, s'ils étaient réels, ces éclatans phénomènes, soulevant l'admiration, auraient enfin pris place dans les fastes authentiques de la science.

Or, la science les ignore, le dédain les poursuit, l'oubli les condamne. Le silence d'un demi-siècle a prononcé. Le magnétisme est jugé.

Quelques années après cette conversation, M. Dupotet vint établir à Montpellier, un traitement magnétique. On en récitait des merveilles, dont la Faculté ne daigna pas s'occuper. Cette indifférence ne plaidait pas en leur faveur. Cependant quelques médecins, entre autres un illustre professeur, assistèrent à des séances. Après un tel exemple, personne ne devait rougir de s'y présenter.

Mais un fonds d'incrédulité invétérée, la crainte d'avoir affaire à un charlatan, m'éloignaient d'une démarche dont je n'attendais aucun résultat. Enfin, je me laissai entraîner chez M. Dupotet. Chemin faisant, la personne qui m'accompagnait, initiée elle-même à la pratique du magnétisme, me raconta ses propres faits et gestes, — des phénomènes merveilleux, — comme la chose du monde la plus simple. Je croyais rêver. J'étais stupéfait d'un tel air d'assurance et de bonne foi.

Nous trouvâmes la porte close; M. Dupotet avait changé de local. Tel est le penchant routinier de l'esprit, sa répugnance instinctive pour tout ce qui peut troubler ses convictions et déranger ses habitudes, que je fus intérieurement charmé de ce contre-temps; et j'en restai là, croyant avoir assez fait pour l'acquit de ma conscience scientifique.

Sur ces entrefaites une personne magnétisée par M. Kühnholtz, et digne de m'inspirer toute confiance, voulut bien me rendre témoin de cette opération. Je vis des effets qui me frappèrent. Certes, il n'y avait là ni jonglerie, ni compérage. M. Kühnholtz eut la bonté de m'inviter à une séance, dans laquelle il me montra plusieurs phénomènes de somnambulisme, et se livra à diverses expériences saisissantes.

Je sortis étonné, confondu. Lancé dans un monde inconnu, j'éprouvais une sorte de vertige, un besoin de me recueillir et de rasseoir mes idées.

M. Kühnholtz m'introduisit chez M. Dupotet, me donna des instructions, m'indiqua des livres. — Puisqu'il ne faut que vouloir pour pouvoir, pensai-je, essayons de magnétiser.... La personne sur qui je fis cette expérience, au bout de quelques minutes manifesta des effets : sa physionomie s'altéra, ses yeux devinrent ternes, elle se leva pour repousser le sommeil.... Le magnétisme serait-il une vérité? Quelle espérance!.... Quelle joie pour l'intelligence dans la double révélation d'une loi naturelle et d'une faculté humaine ! Quel bonheur de découvrir un horizon nouveau et une puissance ignorée !....

Je magnétisai de toutes mes forces, et, au bout de quelques semaines, j'obtins, sur divers sujets, la plupart des effets dont on m'avait déjà rendu témoin.

Pour éviter toute illusion, après un intervalle de repos je me remis à l'œuvre, en faisant table rase. Préventions antérieures, acquisitions nouvelles, je voulus tout oublier. Mon point de départ fut le doute philosophique; mon guide, l'observation; et, par la voie d'expériences sévères, scrupuleuses, défiantes, j'arrivai à une démonstration complète et inattaquable.

Mes recherches bibliographiques sur cette matière me firent connaître des travaux importans, à l'endroit desquels mon érudition, comme celle de beaucoup d'autres, s'était long-temps trouvée en défaut. Autorités graves, procès-verbaux, rapports académiques, ces preuves venaient confirmer le témoignage de mes sens, et auraient pu y suppléer.

Quant aux objections contre le magnétisme, je ne découvris que des divagations, des plaisanteries; — que peut-on opposer à des faits? — à tel point que mes convictions s'affermirent encore, s'il est possible, par l'effet de si misérables attaques.

L'histoire de la médecine m'apprit que toutes les grandes découvertes ayant été long-temps condamnées par les représentans de la science, une sentence de ce genre ne prouvait rien contre le magnétisme.

Ainsi donc; incrédule par théorie, je fus converti par l'expérience. C'est l'histoire de tous les magnétiseurs. MM. Rostan, Georget, Deleuze, etc., avaient d'abord affiché la même incrédulité, qui a cédé devant des faits décisifs. Les partisans du magnétisme ne sont donc pas des esprits faibles, des illuminés, et c'est à la sueur de leur front, par les labeurs d'une étude pratique, qu'ils ont progressivement acquis leurs convictions....

Une fois certain de la réalité de cet agent, je ne fus plus surpris du parti qu'on en avait tiré en médecine. L'expérience m'apprit que c'était un moyen fort efficace dans le traitement des maladies, et j'en obtins de précieux résultats.

Malheureusement, j'ai reconnu que ma santé ne me permettait pas d'exercer le magnétisme. Forcé de renoncer à cette utile pratique, je viens, du moins, payer mon faible tribut, en faisant tout ce qui m'est possible pour la propager.

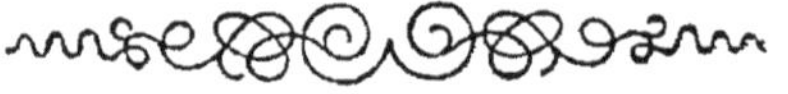

COUP-D'ŒIL

SUR

LE MAGNÉTISME

ET LE SOMNAMBULISME.

CHAPITRE Ier.

COUP-D'ŒIL HISTORIQUE.

Sans remonter à l'antiquité et au moyen-âge, où l'on trouve çà et là des traces remarquables des procédés et des effets magnétiques, abordons l'époque assez récente qui a vu surgir le magnétisme avec les caractères précis d'une véritable découverte scientifique.

En 1774, un médecin de la Faculté de Vienne, faisant l'application de l'aimant au traitement des douleurs nerveuses, s'aperçut qu'il obtenait des effets, lors même que, par méprise, il avait fait usage d'une plaque non aimantée. Il remarqua, dès-lors, que ces effets étaient dus à l'application de la main, et fut amené à supposer, à constater les vertus d'un agent ou fluide qu'il nomma magnétisme animal, par analogie avec le magnétisme minéral. Il perfectionna ses procédés, et, sur de brillans résultats, fonda la théorie d'un fluide universel, mis en mouvement par la main de l'homme; théorie aujourd'hui modifiée, tandis que les résultats demeurent inattaquables.

L'auteur de la découverte fit part de sa doctrine au baron Storck, président de la Faculté de Vienne, lequel, d'abord flatté de cette démarche, finit par céder aux influences de l'esprit de corps, en invitant ce médecin à ne pas *compromettre la Faculté par une innovation de ce genre*. Après bien des persécutions, l'inventeur se décida à passer en France, en 1778. Ce médecin, c'était le fameux Mesmer.

Toujours prêt à s'adresser aux savans, il remit un exposé de sa doctrine au Directeur de l'Académie des sciences; mais, lorsque celui-ci voulut prendre la parole à ce sujet, sa voix fut couverte par de violens murmures. Quelques membres de l'Académie mirent ensuite Mesmer au défi d'opérer des cures. Il accepta; et, après l'application de ses procédés à des sujets dont on avait constaté les graves maladies, il invita l'Académie et la Société royale de médecine à faire constater les guérisons. L'on ne daigna pas même lui répondre.

Mesmer indigné allait quitter la France, lorsqu'il trouva un partisan et un appui dans le docteur d'Eslon, médecin du comte d'Artois. Après avoir examiné le nouveau genre de traitement, ce médecin se déclara en sa faveur, dans un ouvrage intitulé : *Observations sur le magnétisme*, et présenta, en pleine Faculté, les *propositions* du novateur. La Faculté, irritée de tant d'audace, porta le décret suivant :

« 1° Injonction à M. d'Eslon d'être plus circon- » spect à l'avenir ;

» 2° Suspension, pendant un an, de voix déli- » bérative dans les assemblées de la Faculté ;

» 3° Radiation, à l'expiration de l'année, du ta- » bleau des médecins de la Faculté, s'il n'avait, à » cette époque, désavoué ses *Observations sur le* » *magnétisme animal ;*

» 4° Les propositions de Mesmer rejetées. »

On ne s'en tint pas là. Cette nouvelle doctrine faisant tous les jours des conquêtes, on soumit les docteurs à mille tracasseries, pour les contraindre à signer une déclaration ainsi conçue : « Aucun doc- » teur ne se déclarera partisan du magnétisme ani- » mal, ni par ses écrits, ni par sa pratique, sous » peine d'être rayé du tableau des docteurs régens.»

Mais l'empressement des malades au traitement de Mesmer et le nombre de ses prosélytes allaient toujours croissant. Au nom de la reine, M. de Breteuil, alors ministre, fit, à l'inventeur, des offres brillantes en échange de son secret ; mais on ne put parvenir à s'entendre. Les personnes qui avaient apprécié la valeur de la découverte, organisèrent une souscription pour devenir les élèves de Mesmer, en lui assurant une existence indépendante. Il y eut plus de 150 souscripteurs, à 100 louis par tête. Ces nouveaux initiés formèrent des sociétés, dites de l'Harmonie, vouées à la pratique et à la propagation du magnétisme.

Le Gouvernement fit alors ce que les sociétés savantes avaient refusé de faire; il nomma des commissaires pour examiner cette découverte. Les procédés magnétiques de Mesmer diffèrent un peu de ceux qu'on emploie à présent. Il se servait d'un baquet plein d'eau magnétisée, et armé de tiges métalliques dont le contact opérait sur les malades. Une baguette de fer à la main, le magnétiseur influençait tour à tour chacun d'eux. Maintenant on n'use ni de baquet ni d'autres moyens accessoires, et on ne traite plus les malades en commun. Mesmer excitait des *crises* ou convulsions d'un genre particulier, propres à opérer dans l'organisme une révolution favorable ; plus rarement il déterminait un léger assoupissement. Aujourd'hui on cherche surtout à calmer les nerfs, à guérir par une action douce ; et c'est ainsi qu'on arrive souvent à produire un état qui ne se montrait, pour ainsi dire, qu'en ébauche dans les salles de Mesmer : le somnambulisme avec ses merveilleux phénomènes. A présent comme alors, c'est toujours la même cause, l'agent ou fluide magnétique ; mais les procédés varient, et, par suite, les effets.

La commission, composée de médecins et de quelques membres illustres de l'Académie des sciences, manifestant, dès l'abord, son antipathie pour Mesmer, se transporta chez d'Eslon, son élève, au lieu de procéder à ses observations chez le maître lui-même, ainsi qu'il le demandait avec raison. Le commissaire qui fut ensuite chargé du rapport, décrivant les effets magnétiques, termine ainsi : « Rien n'est plus étonnant que ce spectacle ; quand » on ne l'a pas vu, on ne peut s'en faire une idée, » et en le voyant, on est également surpris et du » repos profond d'une partie de ces malades, et de » l'agitation qui anime les autres... Tous sont soumis » à celui qui magnétise ; ils ont beau être dans un » assoupissement apparent, sa voix, un regard, » un signe les en retire ; on ne peut s'empêcher de » reconnaître à ces effets constans une grande puis- » sance qui agite les malades, les maîtrise, et dont » celui qui magnétise semble être dépositaire. »

Qui s'y attendrait ? le rapport finit par conclure que tous ces effets sont dus à l'imagination, à l'imitation, et que l'agent ou fluide magnétique n'existe pas.

Cette singulière conclusion tient à ce que, dans un

traitement commun, avec l'emploi des moyens accessoires, il était difficile de distinguer, parmi les effets réellement dus à l'imagination ou à l'imitation, ceux qui, ne pouvant être rapportés à aucune des causes généralement connues, résultent d'un agent spécial, découvert ou exhumé par le médecin allemand. Pour faire cette distinction, il aurait fallu observer de très-près, avec beaucoup de soin et de persistance. Or, voici les paroles du rapport :

« Les malades distingués qui viennent au traite-
» ment pour leur santé, pourraient être importunés
» par les questions ; le soin de les observer pourrait
» ou les gêner ou leur déplaire ; les commissaires
» eux-mêmes seraient gênés par leur discrétion. Ils
» ont donc arrêté que leur assiduité n'étant point
» nécessaire à ce traitement, il suffisait que quel-
» ques-uns d'eux y vinssent de temps en temps
» pour confirmer les premières observations géné-
» rales, en faire de nouvelles, s'il y avait lieu, et
» en rendre compte à la commission assemblée. »

Que dites-vous de cette étrange manière de procéder, et de la conduite de ces commissaires qui, chargés d'un mandat officiel dans une affaire importante pour la santé publique, s'abstiennent d'un examen sérieux, de peur de *déplaire aux malades distingués ?*

Mais un des commissaires, jaloux de s'acquitter de son devoir, se montra exact, attentif, assidu.

Il en résulta qu'il vit ce qui échappa à ses collègues, et, malgré leurs instances, il se sépara d'eux en publiant un rapport contradictoire, dans lequel il reconnaissait l'existence d'un agent spécial. Ce dissident était le célèbre de Jussieu.

Voilà toujours ce qui se passe en fait de magnétisme. C'est faute d'un examen approfondi qu'on le rejette ; quiconque observe avec soin est forcé de l'admettre.

La condamnation prononcée par les commissaires eut un retentissement profond. Les ennemis de la science nouvelle redoublèrent de clameurs et d'invectives. On la joua sur les tréteaux, on la persécuta dans l'école, on l'accabla d'insultes et de ridicule. Mesmer, abreuvé de dégoûts, fut obligé de quitter la France, et les médecins triomphans, et, après eux, les badauds, s'écrièrent : Le magnétisme est mort ; le magnétisme est enterré !....

Très-bien !.... Un ou deux mois après cette inhumation précipitée, un des élèves de Mesmer, le marquis de Puységur, observait et publiait les phénomènes du somnambulisme magnétique. Ainsi, au moment même où l'on croyait avoir tué le magnétisme, il surgissait plus vivace et plus fécond, par la manifestation éclatante du plus merveilleux de ses effets. On chercha de toutes parts à reproduire ces admirables phénomènes qui devinrent presque habituels ; et, grâce aux lumières fournies par les sommambules lucides, la science magnétique fit de nouveaux progrès, en même temps que le zèle des magnétiseurs recevait une nouvelle impulsion.

Pendant quelques années, le magnétisme marcha de conquêtes en conquêtes. Mais la révolution de 1789 lui fut fatale. Abandonné, pour la politique, par des personnages éminens, tels que d'Eprémesnil, Dupont, Lafayette, et tant d'autres, il émigra avec l'aristocratie, au sein de laquelle il comptait de nombreux partisans. Chassé par le tourbillon, il parut s'abîmer dans l'oubli.

Après les orages de la révolution, l'on reprit l'étude et la pratique du magnétisme. Cette découverte n'offrant plus l'attrait de la nouveauté, et l'étonnement, l'enthousiasme excités par la première apparition des phénomènes ayant eu le temps de se calmer, le magnétisme fit moins de bruit en France, mais il se répandit en Europe et même en Amérique. En 1813, le respectable Deleuze rendit un service mémorable à la science et à l'humanité, en publiant sur ce sujet un ouvrage plein de considérations lumineuses et de sages préceptes. Quelques années plus tard, une série d'expériences magnétiques furent faites dans les hôpitaux de Paris, en présence de nombreux témoins. Enfin, le docteur Foissac appela sur le magnétisme l'attention de l'Académie royale de médecine.

Cette société savante examina d'abord.... si elle devait examiner. Une commission, nommée par elle, ayant émis et motivé l'avis qu'il convenait d'examiner le magnétisme, les opposans émirent de singuliers argumens : — Si l'on relève les espérances du magnétisme, dit l'un d'eux, il ne restera plus, bientôt, qu'à suspendre nos cours, et à fermer nos écoles, en attendant qu'on les démolisse. — Un autre craignait que, par l'action du magnétisme à distance, quelque grand magnétiseur ne vînt, de son grenier de Paris, à ébranler les trônes de la Chine et du Japon. — Un autre n'admettait que deux classes de magnétiseurs : les dupes et les fripons. Ces étranges écarts de paroles furent châtiés par la vigoureuse réplique du rapporteur, et le scrutin secret donna 35 boules blanches contre 25 boules noires. En conséquence, l'Académie nomma une commission permanente, pour se livrer à l'examen du magnétisme.

Cette commission, composée de 11 membres, fut réduite à 9 par la retraite de MM. Double et Magendie, qui jugèrent au-dessous de leur dignité de se rendre, avec leurs collègues, chez M. Foissac, dont la somnambule répugnait à se présenter ailleurs que chez ce médecin. Ces deux académiciens se crurent trop grands seigneurs pour faire un pas à la rencontre de la vérité.

Ces Messieurs qui avaient affiché l'incrédulité, saisirent ce singulier prétexte pour fuir l'occasion de voir des faits qu'à aucun prix ils ne voulaient admettre.

Après plus de cinq années d'observations, à travers une foule d'obstacles, après bien des expériences faites sur divers somnambules, par divers magnétiseurs, sous la direction des commissaires, M. Husson, nommé rapporteur, lut son travail dans les séances académiques des 21 et 28 juin 1831. Ici, je dois dire un mot de l'organisation intérieure de l'Académie.

Lorsque la commission fut nommée, l'Académie royale de médecine se composait de trois sections qui délibéraient séparément : la section de médecine proprement dite, celle de chirurgie, et celle de pharmacie. En 1829, ces sections furent supprimées, et l'Académie ne se réunit plus qu'en corps. Ainsi, la commission nommée par la section de médecine, fit son rapport devant l'Académie entière. Or, les membres des sections de chirurgie et de pharmacie étaient, en général, opposés au magnétisme : les premiers, parce qu'ils sont assez portés à n'admettre que ce qu'ils touchent du bistouri ; les seconds, parce qu'ils craignent, bien à tort, que le fluide magnétique ne supplante les drogues médicinales. Il en résulte que l'Académie, dans sa nouvelle organisation, offre une majorité complétement hostile au magnétisme.

Le rapport de la commission, plein de faits décisifs, concluait en ces termes : « Considéré comme » agent de phénomènes physiologiques, ou comme » moyen thérapeutique (curatif), le magnétisme

»devrait trouver sa place dans le cadre des con-»naissances médicales ; et, par conséquent, les mé-»decins seuls devraient en faire ou en surveiller »l'emploi, ainsi que cela se pratique dans les pays »du Nord.... L'Académie devrait encourager les »recherches sur le magnétisme, comme une bran-»che très-curieuse de physiologie et d'histoire »naturelle.»

Après avoir entendu la lecture de ce rapport, l'assemblée resta frappée de stupeur. Un membre demanda l'impression ; un autre s'y opposa, disant que si ces faits étaient réels, ils *détruiraient la moitié des connaissances physiologiques* ; qu'il serait donc dangereux de propager ces faits, au moyen de l'impression. L'on décida que le rapport serait seulement autographié pour les membres de l'Académie.

Quant à la discussion, elle fut renvoyée aux calendes grecques ; et, aujourd'hui, au bout de quinze ans, le rapport enfoui dans la poussière des cartons, attend encore que l'Académie veuille bien le mettre à l'ordre du jour.

Ainsi, après la lecture d'un rapport contenant le résultat de cinq années de travaux poursuivis avec un soin extrême par une commission permanente, la plus nombreuse que les réglemens académiques permettent de nommer, voilà qu'une majorité hostile, n'osant combattre ouvertement la vérité, cherche à l'étouffer en silence.

Ce n'est pas tout. Il fallait détruire l'impression produite par le rapport, dont le contenu avait transpiré dans le public médical. Un journaliste se chargea de ce soin. Dans une série d'articles insérés dans la *Revue Médicale*, M. Dubois (d'Amiens), à l'aide de citations tronquées, d'interprétations perfides, de réticences trompeuses, dénaturant à son aise le rapport non imprimé, versa sur l'œuvre des commissaires l'insulte et la risée. Tandis que le rapport gisait dans les cartons de l'Académie, le commentaire courait Paris et la province.

Là-dessus, M. Dubois fut nommé membre de l'Académie royale de médecine.

Assurément, de pareilles manœuvres étaient parfaitement significatives, et les magnétiseurs devaient se le tenir pour dit : *Le siége de l'Académie était fait.* Elle ne voulait à aucun prix du magnétisme. Je parle toujours de la majorité ; car ce corps savant comptait dans son sein d'illustres partisans de cette découverte, et trente-cinq membres avaient voté pour l'examen.

Eh bien ! malgré ce qui s'était passé, un jeune magnétiseur eut l'étourderie d'aller se fourrer dans le guêpier. Dans sa candide assurance, il invita l'Académie à constater les phénomènes présentés par deux somnambules qu'il avait sous la main. Que prétendait-il ? et à quoi bon de nouvelles expériences, après les faits si variés, si nombreux, si concluans, consignés dans le rapport de M.

Husson?... L'Académie nomma une commission, composée des ennemis les plus ardens du magnétisme, avec l'insignifiant correctif d'un ou deux membres tièdes et indifférens. Pour couronner l'œuvre, M. Dubois fut élu rapporteur. Devant un tel choix, le magnétiseur aurait dû reculer. Il aurait dû comprendre qu'avec les antécédens de M. Dubois, et après s'être, comme lui, déclaré *en état d'hostilité contre le magnétisme*, on ne pouvait avoir l'impartialité nécessaire pour observer et relater des phénomènes dont l'examen demande une scrupuleuse attention, et, à côté d'une sévérité défiante, une bonne foi parfaite.

Il advint, comme bien vous pensez, que bon nombre d'expériences manquèrent, que les autres furent présentées sous un faux jour par le rapporteur, et le tout couvert de ridicule.... Et l'Académie qui avait enterré le rapport favorable au magnétisme, s'empressa d'adopter les conclusions du rapport hostile.

Excité par ce résultat, un académicien offrit un prix de 3,000 fr. à la personne qui lirait sans le secours des yeux, l'Académie étant constituée juge du fait. Elle adopta la proposition et nomma une commission pour disposer du prix.

Par cela même, l'Académie reconnut, sans y penser, qu'il n'y avait pas d'absurdité à admettre ce phénomène ; car si la chose eût été absurde, absurde eût été l'Académie en adoptant la proposition de ce prix. L'Académie des sciences se prêterait-elle à offrir un pareil encouragement à la recherche de la quadrature du cercle ?.... En consentant à appliquer un prix à la manifestation d'un fait quelconque, un corps savant admet implicitement, sinon la probabilité, du moins la possibilité de ce fait.

Quant à l'académicien auteur de la proposition, il avait habilement calculé les chances :

Une somnambule y *verrait-elle* sans le secours des yeux ? Peut-être.

La commission académique *verrait-elle* une somnambule y *voir* ainsi ? Certainement non.

La commission, composée avec soin, serait trop adroite pour ne pas s'y prendre de manière à ne pas voir....

On sait que Mlle Pigeaire se présenta pour gagner le prix. Le secrétaire de l'Académie s'étant adressé à l'illustre physiologiste de Montpellier pour prendre quelques informations, M. Lordat lui envoya un procès-verbal, terminé par ces mots : « Pour » répondre à la confiance de M. Pariset, j'ai voulu » revoir l'expérience de la lecture faite par Mlle Pi-» geaire. J'ai vu ce que j'avais vu précédemment, » *la réalité du phénomène.* »

On appliquait sur les yeux de la somnambule : 1° une bande de toile fine ; 2° une couche de coton ; 3° une bande de velours noir. Ce bandeau s'étendait du milieu du front au bas des narines, et on collait hermétiquement le bord inférieur du bandeau aux narines et aux joues avec du taffetas d'Angleterre.

Les commissaires ayant su que Mlle Pigeaire ne pouvait lire qu'avec un bandeau à peu près de cette dimension, s'empressèrent de proposer un masque qui couvrait toute la figure. M. Pigeaire ayant refusé, sa fille se trouva exclue du concours.

Le devoir de la commission était d'examiner attentivement, sévèrement, le fait tel qu'on offrait de le lui montrer, sauf à ne pas accorder le prix, si ce fait ne lui paraissait pas concluant. Ce devoir, elle ne voulut pas le remplir.

Voici ce qu'elle fit : elle présenta en séance académique, et publia dans les journaux un rapport, dans lequel elle était censée avoir assisté à une séance de Mlle Pigeaire et avoir éventé la supercherie.

Or, *pas un des membres de la commission n'avait vu Mlle Pigeaire ni endormie, ni éveillée.......*

Par respect pour l'Académie, je m'abstiens de toute réflexion....

Les académiciens impartiaux qui assistèrent, eux, à diverses séances données par la somnambule, *signèrent* les procès-verbaux constatant la réalité du phénomène. Voici leurs noms : Orfila, Pariset, Adelon, Delens, Ribes, Reveille-Parise, Esquirol, Pelletier, J. Cloquet, Bousquet, et cette liste ne compte pas les anciens signataires du rapport favorable au magnétisme. Des littérateurs, d'autres personnages distingués signèrent également les procès-verbaux des séances.

Je terminerai par une réflexion : tout progrès est un changement et tout changement contrarie les habitudes acquises. Une découverte est un progrès brusque et rapide qui les heurte et les révolte.

De là l'opposition de la majorité des savans.

Ils refusent d'admettre tout ce qui surgit au-delà du cercle de leurs idées.

En bonne philosophie, au contraire, au lieu de clouer et de décapiter les faits sur le lit de Procuste des théories, on doit ajuster les théories à l'ampleur des faits.

Si les phénomènes magnétiques dépassent la science, au lieu de les rejeter, il faut l'agrandir.

CHAPITRE II.

—

DU MAGNÉTISME.

On peut définir le magnétisme : l'influence que l'homme exerce sur ses semblables et, jusqu'à un certain point, sur d'autres êtres, par extension du pouvoir qu'ont l'homme et les animaux d'agir sur ceux de leurs propres organes qui sont soumis à la volonté.

La force magnétique existe chez tous les hommes, mais à des degrés différens, selon l'âge, la constitution, le caractère.

L'action magnétique est complexe; elle est à la fois morale et physique. La *volonté* du magnétiseur met en mouvement un *fluide* émanant de son corps et dirigé sur la personne magnétisée. L'existence de ce fluide n'est démontrée que par ses effets ; c'est probablement le fluide qui circule dans les nerfs.

Écoutons l'illustre Laplace : « Les phénomènes » singuliers qui résultent de l'extrême sensibilité » des nerfs dans quelques individus, ont donné nais- » sance à diverses opinions sur l'existence d'un » nouvel agent, que l'on a nommé *magnétisme animal*,

»Il est naturel de penser que la cause de cette action »est très-faible (elle est quelquefois très-forte), »et peut être facilement troublée par un grand »nombre de circonstances accidentelles; aussi, de »ce que, dans plusieurs cas, elle ne s'est point ma- »nifestée, on ne doit pas conclure qu'elle n'existe »jamais.

»Nous sommes si éloignés de connaître tous les »agens de la nature et leurs divers modes d'action, »qu'il serait peu philosophique de nier l'existence »de phénomènes, uniquement parce qu'ils sont »inexplicables dans l'état actuel de nos connais- »sances.»

Laisons parler Cuvier: «Dans les expériences »qui ont pour objet l'action que les systèmes ner- »veux de deux individus différens peuvent exercer »l'un sur l'autre, il faut avouer qu'il est très-dif- »ficile de distinguer l'effet de l'imagination de la »personne mise en expérience, d'avec l'effet phy- »sique produit par la personne qui agit sur elle.

»Cependant, les effets obtenus sur des personnes »déjà sans connaissance, avant que l'opération com- »mençât; ceux qui ont lieu sur d'autres personnes, »après que l'opération même leur a fait perdre »connaissance, et ceux que présentent les animaux, »ne permettent guère de douter que la proximité »de deux corps animés, dans certaine position et »certains mouvemens, n'ait *un effet réel, indé- »pendant de toute participation de l'imagination* d'un

»des deux. Il paraît assez clairement aussi, que ces »effets sont dus à une communication quelconque »qui s'établit entre leurs systèmes nerveux.»

Voici ce que dit le professeur Rostan: «Le »hasard voulut que, par simple curiosité et par »voie d'expérimentation, j'exerçai le magnétisme. »La personne qui s'y soumettait, n'en connaissait »nullement les effets; cette circonstance est à noter. »Quel fut mon étonnement, lorsque, au bout de »quelques instans, je produisis des phénomènes si »singuliers, tellement inaccoutumés, que je n'osai »en parler à qui que ce fût, dans la crainte de »paraître ridicule....

»Je n'ai pas constaté les phénomènes magné- »tiques sur une seule personne; j'ai pris pour sujets »de mes observations des individus de différentes »classes, de différens sexes; des personnes dont »plusieurs ignoraient jusqu'au nom de magnétisme; »des littérateurs, des élèves en médecine, des épi- »leptiques, des dames du monde, des jeunes filles, »dont quelques-unes même craignaient de se prêter »à mes expériences. J'ai continué ce genre d'exa- »men pendant plusieurs années, par cela seul qu'il »m'inspirait un grand intérêt. A un petit nombre »d'exceptions près, j'ai toujours obtenu des phé- »nomènes dignes de la plus grande attention.»

Les procédés magnétiques consistent ordinairement dans des *passes*, ou mouvemens par lesquels le magnétiseur promène ses mains de haut en bas, à quelques pouces devant la personne soumise à l'expérience; il emploie aussi comme moyens extérieurs, le regard ou même le souffle.

On peut magnétiser un objet inanimé en l'imprégnant de fluide magnétique par un acte de la volonté, à l'aide du contact, du souffle, ou des passes. L'eau, le verre, les métaux paraissent les corps inorganiques les plus aptes à se charger de ce fluide. Ces objets, dépositaires du fluide, produisent sur les sujets qu'on a déjà eu magnétisés, à peu près les mêmes effets que la magnétisation directe. De même que chauffer un objet, c'est le charger de calorique qu'il transmet aux corps vivans en déterminant une sensation de chaleur; magnétiser un objet, c'est le charger de fluide magnétique, qu'il communique également en produisant des sensations particulières.

Les personnes bien portantes sont rarement susceptibles de subir l'influence magnétique; les malades éprouvent presque toujours des effets plus ou moins marqués.

Les effets magnétiques qui ne vont pas jusqu'au somnambulisme, consistent, en général, dans une sensation de bien-être, dans un peu d'accélération de la respiration et de la circulation, dans de légers mouvemens convulsifs ressemblant à des secousses électriques, dans un engourdissement de tous les membres, dans de la somnolence, etc. Quelquefois il survient de la douleur et des crises effrayantes pour les magnétiseurs inexpérimentés ; accidens qu'on dissipe en opérant avec calme et douceur.

Ces effets, ainsi que beaucoup d'autres, démontrent une action puissante, qu'on ne peut raisonnablement attribuer à l'imagination, à l'ennui, à la fatigue produite par les *passes*. Mais, du reste, pour prouver l'influence d'une cause complétement indépendante de l'imagination de la personne soumise à l'expérience, on a essayé de magnétiser *à l'insu* de cette personne, et la tentative a complétement réussi.

Lors des expériences faites à l'Hôtel-Dieu, en présence des médecins de cet établissement, un jour, M. Dupotet, enfermé d'avance dans un cabinet voisin de la pièce où avaient lieu les séances, se mit à magnétiser, de sa cachette, à un signal convenu avec les médecins, la personne soumise à cet essai, sans qu'elle fût prévenue de la présence et de l'action du magnétiseur. Aussitôt elle s'endormit ; à un autre signal donné, il la réveilla. L'expérience fut répétée plusieurs jours de suite, avec le même succès.

Chargés de l'examen des effets magnétiques, les neuf commissaires, membres de l'Académie de médecine, praticiens consommés, observateurs sévères, du reste étrangers à la pratique du magnétisme, après avoir vu, durant cinq ans, opérer divers magnétiseurs sur divers sujets, ont consigné, dans leur rapport, des faits précis, détaillés, concluans. Je citerai souvent leur témoignage, plutôt qu'une foule d'autres, qui, quoique dignes de confiance, offrent des caractères moins éclatans d'authenticité.

Ce rapport contient les conclusions suivantes : « Il nous est démontré que le sommeil a été pro- » voqué dans des circonstances où les magnétisés » n'ont pu voir et ont ignoré les moyens employés » pour le déterminer.

« Lorsqu'on fait tomber une fois une personne » dans le sommeil magnétique, on n'a pas toujours » besoin de recourir au contact et aux passes ma- » gnétiques pour la magnétiser de nouveau. Le » regard du magnétiseur, sa volonté seule, ont » sur elle la même influence. On peut non-seule- » ment agir sur le magnétisé, mais encore le mettre » complétement en somnambulisme, et l'en faire » sortir, à son insu, hors de sa vue, à une certaine » distance et au travers des portes. »

—

CHAPITRE III.

—

DU SOMNAMBULISME.

Le somnambulisme est un état dans lequel la plupart des sens sommeillent, pendant que continuent de fonctionner l'intelligence, les organes de la parole et même ceux du mouvement.

Les pensées conçues durant le somnambulisme, diffèrent des idées qui surgissent dans les rêves, en ce que les premières sont aussi justes, aussi claires, ou même davantage, que dans l'état de veille, et qu'il n'en reste plus, au réveil, aucun souvenir.

Le somnambulisme magnétique n'est qu'un des divers effets que peut produire le magnétisme. Cet état a de grands rapports avec le somnambulisme spontané, c'est-à-dire, avec l'état des personnes qui, dans le sommeil ordinaire, parlent, se lèvent, agissent. La seule différence, c'est que, dans le somnambulisme magnétique, le sujet se trouve placé sous une influence étrangère, tandis que les somnambules spontanés sont livrés à eux-mêmes. Aussi, chez ces derniers, les phénomènes ont été moins bien observés que chez les somnambules soumis à l'action et à l'étude du magnétiseur.

Le somnambulisme peut aussi survenir spontanément dans certaines maladies nerveuses, comme l'hystérie, la catalepsie, etc.

Or, le somnambulisme, magnétique ou autre, présente chez quelques sujets des phénomènes extraordinaires, qui ne sont pas toujours réunis dans un même cas, tels que la transposition des sens, la vision à travers les corps opaques, l'insensibilité physique, l'exécution des ordres donnés mentalement par le magnétiseur, etc.

L'illustre élève de Barthez, M. Lordat, dans les *Ephémérides médicales*, raconte un fait à lui communiqué par le célèbre Fouquet. C'est celui d'une cataleptique qui, durant ses accès, désignait l'heure que marquait une montre appliquée au creux de l'estomac de la malade. Fouquet parlait comme témoin oculaire.

M. Lordat rappelle aussi les fameuses expériences de Pétetin, médecin de Lyon, sur la transposition du sens de la vue à la région de l'estomac, chez une cataleptique. Le sens du goût était également transporté dans cette région. Pétetin mit sur le creux de l'estomac de la somnambule, un des mets très-variés qu'il avait enveloppés dans du papier. Celui qu'il choisit était si bien caché dans sa main, que les assistans même ne pouvaient pas soupçonner la nature de cet objet. Elle dit aussitôt : Ah ! que ce pain au lait est délicieux ! C'était, en effet, du pain au lait.

M. Lordat cite également un fait consigné par le docteur Renwik, dans un Mémoire publié à Londres. Une anglaise aveugle, miss Mac-Avoy, avait le sens de la vue transporté aux extrémités de la main. Elle lisait avec le bout des doigts ; et ce n'est pas à l'aide du tact perfectionné que s'opérait cet acte, puisque l'interposition d'une plaque de verre entre l'écrit et les doigts ne s'opposait pas chez elle à la vision.

Voici le récit d'une expérience faite par le professeur Rostan, membre de l'Académie royale de médecine, en présence de M. Ferrus, médecin de Bicêtre. Il plaça une montre à trois ou quatre pouces derrière la tête d'une somnambule, et à son insu : — Je vois quelque chose qui brille, dit-elle... Elle ajouta : — C'est une montre... Et ensuite, après avoir cherché avec la plus grande attention : — Il est huit heures moins dix minutes. C'était exact. M. Ferrus répéta l'expérience en changeant plusieurs fois la position des aiguilles. La somnambule ne se trompa jamais.

M. Georget, dans la *Physiologie du système nerveux*, rapporte des faits semblables qu'il a produits lui-même.

M. Lobstein, professeur de la faculté de Strasbourg, parle d'une fille qui, dans le somnambulisme spontané, a lu une lettre toute pliée, placée sur le creux de l'estomac de la somnambule. « Ce fait, ajoute le professeur, donne un nouveau poids aux observations semblables depuis long-temps connues. »

M. Lordat fait, de son côté, les réflexions suivantes : « Plusieurs personnes ont pris le parti de » rejeter hardiment tous ces faits.... Ces sentences » magistrales ne m'ont pas intimidé. Je n'ai pas plus » de confiance dans les esprits forts que dans les cré- » dules..... Le récit de ces faits ne peut pas être » rejeté par cause d'impossibilité ; premièrement, » parce que nous ne connaissons ni les modes, ni » le pouvoir, ni les conditions de la nature ; secon- » dement, parce qu'après avoir considéré tous les » objets qui se lient à cette matière, loin d'être en » état de rejeter les faits dont il s'agit, nous serions » à nous demander pourquoi les *transpositions des » sens* ne sont pas aussi communes que les monstres » et autres déviations. »

Citons des phénomènes de vision à travers les corps opaques.

Le professeur Broussais fit l'expérience qui suit, chez le docteur Foissac. Après avoir écrit dans un coin un petit billet, il appliqua ses doigts sur les paupières du somnambule qu'on examinait, et lui fit présenter un billet. Le somnambule lut sans hésitation les trois lignes écrites. Le professeur voulut conserver ce billet *comme un monument*, disait-il, *de la victoire remportée sur son incrédulité.*

Les membres de la commission de l'Académie royale de médecine constatèrent de pareils phénomènes : « Nous avons, disent-ils, dans leur rapport, » vu deux somnambules lire des mots tracés à la » main, ou quelques lignes de livres ouverts au » hasard, tandis qu'avec les doigts on leur fermait » exactement l'ouverture des paupières. »

Sans passer en revue tous les phénomènes du somnambulisme, et me réservant d'exposer plus loin ceux qui sont utiles en médecine, je vais m'arrêter sur la faculté de percevoir la pensée étrangère, sans l'intermédiaire des signes, phénomène que le public a pu observer sur une somnambule dont je vais parler.

—

CHAPITRE IV.

—

MADEMOISELLE PRUDENCE.

J'ai assisté à deux séances publiques données par Mlle Prudence. Je vais raconter fidèlement ce qui s'est passé : les faits ont plus d'éloquence que toutes les dissertations.

Cette jeune fille, d'une constitution assez frêle, d'une physionomie intéressante, étant mise en somnambulisme, on a vu sa respiration devenir un peu plus fréquente, et ses traits légèrement se contracter. Son magnétiseur, M. Laurent, lui a recouvert la tête d'un mouchoir, et par-dessus, de deux schalls qu'il a empruntés à des dames ; il a noué le tout sous le menton. Dans cet état, elle a joué à l'écarté avec une personne de la ville, et ne s'est trompée qu'une fois. Le magnétiseur la dirigeait par la pensée.

Ensuite, il a fait chanter Prudence, et sur le signal d'un des assistans placé derrière elle, tout à coup, par un ordre mental, il lui coupait la voix, et, sur un nouveau signal, il lui faisait reprendre le chant. L'expérience a été répétée d'une manière encore plus convaincante. Une personne connue, comme toutes celles qui ont pris une part active à la séance, a reçu l'invitation d'ordonner mentalement à la somnambule, tour à tour, de chanter et de se taire; et, à plusieurs reprises, sans l'intervention du magnétiseur, l'essai a parfaitement réussi.

Chacune des expériences suivantes a été faite d'après une indication écrite, donnée au magnétiseur par la première personne venue. C'est ainsi qu'on a désigné le poids idéal qu'il devait imposer à un mouchoir placé entre les mains de Prudence. — « Cela n'a pas de poids appréciable, » a-t-elle dit après quelque hésitation. Le poids fixé par écrit était de deux grammes. On a écrit un autre poids. — « Oh ! que c'est lourd ! » s'écriait-elle avec des efforts pénibles et impuissans pour soutenir le mouchoir. Le poids fixé était de deux quintaux. On a écrit de nouveau. Elle a dit : — « Cela pèse.... dix livres. » C'était, en effet, le poids désigné.

Quelqu'un a indiqué dans un billet, un objet que la somnambule devait aller porter d'une telle personne à une telle autre. Guidée par la volonté muette du magnétiseur, elle s'est fort bien acquittée de cette petite commission.

On lui a placé sous les pieds deux cartes blanches, et un des assistans ayant désigné par écrit deux cartes de jeu, elle a soulevé les pieds et nommé successivement les cartes demandées.

Une personne a conduit, par la main, Prudence

qui tout à coup a refusé d'avancer sur des objets « qui se seraient cassés. » C'était des œufs que le magnétiseur avait étalés en idée devant elle, d'après l'indication écrite par cette personne. Une autre a fait marcher la somnambule, qui s'est arrêtée devant « quelque chose de craquant.... de tenace. « C'était du goudron qu'on avait désigné. Enfin, elle s'est arrêtée devant « de l'eau. » C'était l'obstacle indiqué.

M. Laurent, toujours placé à quelque distance derrière Prudence, l'a fait aller à reculons et puis en avant, en l'attirant et en la repoussant, tour à tour, du geste. Un spectateur a obtenu les même effets.

On présente à la somnambule un verre d'eau : — « C'est acide, dit-elle, c'est une limonade » Cette sensation avait été désignée par écrit. Une autre personne lui présente la même eau ; elle boit et repousse aussitôt le verre, en s'écriant : — « C'est du vinaigre ! » On voit ses yeux irrités comme par une émanation âcre. C'était du vinaigre qu'on avait désigné. On lui donne encore à boire : — « C'est du lait sucré, » dit-elle. Cette sensation répondait également à l'indication écrite.

M. Laurent met en catalepsie un membre de la somnambule désigné par une personne qui constate la rigidité des muscles et la froideur de la peau. Il n'obtient pas ensuite le même succès sur un autre membre.

Prudence, assise sur une chaise, est attirée par le

magnétiseur placé derrière elle, lequel doit la repousser, puis l'attirer d'après les signes qu'on lui adressera. La chaise s'incline en arrière de plus en plus, et le signal de la repousser n'étant pas donné, la somnambule perd son équilibre ; elle va tomber, elle tombe à la renverse dans les bras du magnétiseur. Il la relève et recommence. Il l'attire, et le signal étant, cette fois-ci, donné, il la repousse ; sur un autre signal, il l'attire de nouveau, et, ainsi de suite, d'après les signaux donnés.

Un des spectateurs désigne, à l'insu de Prudence, une chaise, sur cinq rangées en ligne, à laquelle le magnétiseur doit imposer un poids idéal qui la cloue à terre. Ce spectateur conduit la somnambule, tantôt dans un sens, tantôt dans un autre, et celle-ci, soulevant tour à tour chaque chaise, s'efforce vainement de déraciner la chaise désignée.

Pendant toutes ces expériences, le magnétiseur, placé à sept ou huit pas derrière la somnambule, reçoit par écrit toutes les demandes, sans qu'aucun mot soit prononcé ; il ne bouge, ni ne parle, et reste continuellement soumis à la surveillance active des spectateurs, dont plusieurs sont très-rapprochés en avant, à droite et à gauche de l'estrade où il se tient....

Des phénomènes pareils ou analogues se manifestent journellement sur d'autres sujets, quoique, en général, avec moins de précision et de constance. Mais, ce qu'il y a ici de particulier et qu'aucune parole ne saurait dépeindre, c'est l'expression admirable des poses dramatiques dictées à la somnambule par la pensée du magnétiseur !....

La jeune fille vient de revêtir une tunique, dont les larges plis laissent aux bras et au buste toute leur liberté ; une branche de laurier couronne sa tête. On indique par écrit plusieurs sujets de pose ; quelques personnes se réunissent en comité secret pour faire un choix parmi tous ces billets. Le magnétiseur, placé en arrière, les lit des yeux, se recueille et met en jeu son influence. Attention générale : la somnambule se lève, ses traits s'animent, ses yeux s'ouvrent ; sa main s'approche de ses lèvres, comme pour y porter avec effort une coupe qui paraît lui inspirer un sentiment de profond dégoût..... Par un mouvement soudain le calice est vidé, le sacrifice accompli, la palme conquise !... Le magnétiseur proclame le sujet donné. — C'est Mlle de Sombreuil buvant du sang humain par dévouement filial. Il calme la somnambule, et passe à un autre sujet.

Elle s'avance avec précaution, hésite, prend courage, lève le bras et frappe. Puis, elle contemple avec une expression mêlée de joie et de terreur, l'objet pour nous invisible qu'elle soulève d'une main crispée. Enfin, la fierté domine, l'ivresse du triomphe éclate tout entière sur son front superbe, dans ses yeux flamboyans !.... On avait donné pour sujet : Judith tranchant la tête d'Holopherne.

Autre sujet. La somnambule, les bras comme attachés derrière le dos, s'incline d'un air calme et résigné. Bientôt la souffrance l'étreint, elle tousse presque suffoquée ; mais la douleur physique est dominée par une sainte espérance. Elle tombe à genoux, les yeux levés vers le ciel, ravie dans une extase ineffable !.... Quelle tête radieuse! Que de beauté resplendit sur ce visage animé d'une pensée sublime !.... Toute l'assemblée tressaille d'admiration.... — C'est Jeanne d'Arc sur le bûcher.

Autre sujet. Elle paraît tenir une coupe dont sa tête se détourne avec effroi. Enfin, par un geste désespéré, elle porte le breuvage à ses lèvres frémissantes et se tord dans des convulsions. — C'est une esclave buvant une coupe empoisonnée. On voit en elle l'horreur du poison se manifester avec d'autres caractères que le dégoût du sang dans la scène plus haut décrite.

La voici maintenant les muscles contractés, le visage empreint d'une sauvage énergie, attaquant, frappant un adversaire fictif, et tout à coup, frappée à son tour, tombant à la renverse dans les bras du magnétiseur qui s'élance pour la retenir. — C'est le gladiateur blessé.

Enfin, elle se précipite à genoux, les bras tendus, l'œil hagard, les cheveux hérissés, avec des cris sourds arrachés à sa poitrine haletante... O bonheur! son trésor lui est rendu ; elle le reçoit sur son sein et l'arrose de ses larmes.... — C'est la mère qui reprend possession de son enfant enlevé par le lion de Florence.

Comment vous donner une idée de l'expression incomparable de cette pantomime pleine de vie et de vérité ! C'est la nature même, toute palpitante !...

Au milieu de l'enthousiasme général, une personne m'adressa tout bas la réflexion suivante :

— Une seule circonstance jette une ombre de doute dans mon esprit : c'est que le magnétiseur prend connaissance du billet contenant la pensée de la personne qui se présente pour interroger la somnambule. Cette circonstance inspire un vague soupçon, lequel deviendrait absolument impossible, si M. Laurent demeurait complétement étranger à la pensée exprimée par écrit.

Je répondis : — L'intuition de la pensée peut, chez la somnambule, s'opérer de deux manières ; elle peut lire dans l'esprit de son magnétiseur ; elle peut lire dans celui des personnes mises en rapport avec elle. Dans le premier cas, le rapport magnétique étant ancien, habituel, intime, le phénomène se trouvera presque constant ; dans le second cas, le rapport étant récent, passager, faiblement établi, le phénomène souvent manquera. Autre observation. — Le magnétiseur, sûr de son pouvoir et des facultés de sa somnambule, agit avec confiance, énergie, précision ; toute autre personne, doutant d'elle-même et quelquefois de la somnambule, agit avec crainte, mollesse, hésitation. Faut-il s'étonner que cette personne n'obtienne pas toujours des effets saillans, et que le magnétiseur veuille prendre connaissance des billets, afin d'exercer lui-même l'action mentale?

Dans les séances publiques, M. Laurent doit nécessairement imposer cette condition ; mais, dans les séances particulières, il livre sa somnambule aux assistans qui opèrent eux-mêmes, sans aucune intervention du magnétiseur. Ces personnes sont prévenues que les expériences ainsi faites échouent souvent par les raisons ci-dessus exposées ; mais, toute la séance leur étant accordée pour répéter et varier leurs tentatives, elles ont le temps de se familiariser un peu avec ce genre d'essais, de fortifier graduellement le rapport magnétique, et d'obtenir, à la longue, des résultats propres à former leur conviction. Or, en séance publique, il ne convient pas d'offrir à la foule le spectacle de ces tâtonnemens ; il faut des effets prompts et sûrs.

Au reste, comme je l'ai déjà dit, une personne a donné à la somnambule, sans le communiquer au magnétiseur, l'ordre mental, tantôt de chanter, tantôt de se taire, et, à plusieurs reprises, l'essai a parfaitement réussi....

Dans une nouvelle séance, une autre personne a répété, de la même manière, cette expérience, d'abord avec un tel succès qu'elle a poussé plus loin son ambition. Elle a témoigné le désir de dicter mentalement à la somnambule le choix du morceau à chanter. M. Laurent a jugé la chose trop difficile, et l'espèce de contrariété qui en est résultée ayant sans doute dérangé cette personne, elle a complétement échoué en répétant l'expérience.

Enfin, j'ai moi-même essayé d'agir sans l'intervention du magnétiseur. Après avoir prié celui-ci de me tourner le dos, et placé à quelques pas derrière la somnambule, j'ai cherché à la faire aller tour à tour en avant et à reculons par mon ordre mental. J'employais, en même temps, des gestes, tantôt répulsifs, tantôt attractifs, afin de mettre les spectateurs dans la confidence de ma volonté tacite, et en état de reconnaître si la somnambule y obéissait. Ce soin que j'apportais à manifester ma pensée au public, nuisait un peu à la concentration mentale, nécessaire pour inculquer ma volonté à la somnambule. Ajoutez que, n'ayant jamais essayé sur elle, j'ignorais, malgré ma confiance pleine et entière dans le pouvoir magnétique, si le rapport s'établirait assez bien pour me permettre de réussir, et la crainte d'échouer tendait à paralyser mon action. Aussi, les résultats de cette expérience ont laissé beaucoup à désirer.

J'ai ensuite donné à la somnambule, tour à tour, l'ordre mental de chanter et de se taire, et cet essai a mieux réussi.

M. Laurent m'a invité à mettre en catalepsie le membre que j'indiquerais dans ma pensée. Afin que l'expérience fût concluante pour tout le monde, j'ai voulu qu'un des spectateurs me désignât un membre. Je suis descendu au milieu des rangs de l'assemblée, et une personne m'a désigné, à l'oreille, « le bras droit. » Placé à quelque distance de la somnambule, sans faire connaître au magnétiseur le membre indiqué, j'ai, par l'action de ma volonté tacite, mis en catalepsie le bras droit. Je suis redescendu au milieu des spectateurs pour me faire désigner un autre membre ; on a choisi la jambe droite. J'ai opéré de la même manière ; après quelque hésitation, la somnambule commençait à mettre en jeu la jambe gauche, lorsque, par un brusque commandement interne, j'ai tout à coup arrêté ce mouvement et fait roidir la jambe droite.

M. Laurent, qui se montrait disposé à me laisser parcourir presque toute la série de ses expériences, m'a engagé à conduire Prudence vers l'objet que je me représenterais mentalement. J'ai encore exigé qu'une personne de l'assemblée me désignât secrètement l'objet : on m'a indiqué « du gazon. » J'aurais dû prier cette personne de choisir un objet capable de produire une vive impression, comme du feu, des ronces, un précipice, un cadavre, etc. L'expérience serait devenue plus facile. Voici pourquoi.

En agissant mentalement sur la somnambule, ce n'est pas un *mot*, c'est une *sensation* qu'on lui transmet. Ainsi, dans la première séance, quand on voulait la faire marcher sur du goudron, elle disait que c'était « craquant, tenace; » quand on la conduisait vers des œufs, elle disait « que cela se casserait. » Dès-lors, plus l'objet figuré dans l'esprit de l'expérimentateur se trouve de nature à produire une vive sensation, plus il est facile de transmettre cette sensation à la somnambule.

Opérant sur Prudence avec moins de force que M. Laurent, à cause du peu d'intimité de mes rapports magnétiques avec cette somnambule, j'ai, plus que lui, besoin que l'objet indiqué soit capable de produire une sensation vive, qui supplée à la faiblesse de mon action.

Cela dit, je reviens à l'expérience. Embarrassé pour transmettre la sensation du gazon, j'ai pensé à quelque chose de lisse et de moelleux : — Sur quoi marchez-vous ? — Elle a répondu tout de suite : — Sur un tapis.... Cette réponse aurait dû me montrer qu'elle était déjà sur la voie; mais comme un tapis de toile couvrait l'estrade, croyant l'expérience manquée, je me suis mis à rire, en lui disant: Je crois bien que vous êtes sur un tapis! Mon expression ironique l'a sans doute troublée, et je n'ai pas pu obtenir grand'chose. Voulant à toute force communiquer la sensation, je mettais, mentalement, gazon sur gazon, j'en entassais des masses : — « C'est gros! c'est gros! disait-elle... nous sommes en plein air. » J'ai passé à un autre essai. Un des spectateurs m'a désigné « de la glace. » Il y avait plusieurs manières de me figurer de la glace et d'en communiquer l'impression. Je pouvais me représenter l'objet comme froid, comme poli, comme cassant, etc. Je me suis attaché à l'idée de la température, et, pour rendre la sensation plus vive, j'ai supposé que j'allais nu-pieds sur la glace : — Mademoiselle, sur quoi marchez-vous ? — C'est piquant !..... c'est froid !..... a-t-elle dit. Je me suis figuré la surface polie. Elle a ajouté : — Cela glisse !....

Les résultats de ces tentatives, peu saillans pour le public, mais frappans pour moi qui seul avais conscience de toutes les modifications intimes de ma pensée, m'ont encouragé à tenter d'autres expériences.

Une dame, assise au plus épais de l'assemblée, m'a désigné sur elle l'objet que la somnambule devrait choisir. J'ai amené celle-ci, et lui ai dit de prendre un objet.. La dame avait les bras dans un manchon ; Prudence les en a retirés, a parcouru les bracelets et autres bijoux, et a fini par se fixer sur une bague. C'était l'objet désigné. J'ai ordonné à la somnambule d'apporter cette bague à une autre dame que j'indiquais mentalement, et de la lui mettre à celui des doigts également indiqué par ma pensée. Prudence s'est transportée assez loin, a ralenti le pas et s'est arrêtée devant une des dames rangées de front, à laquelle elle a passé la bague au doigt du milieu. C'étaient la dame et le doigt désignés.

On m'a soufflé à l'oreille, au milieu de la foule, le genre de douleur que je devais mentalement transmettre à la somnambule assise sur l'estrade. J'ai opéré sans mot dire, et bientôt elle a porté la main à la figure, en se plaignant du mal de dent. C'était la douleur voulue.

Je viens de m'étendre sur ces expériences, à cause de leur grande portée, sous ce rapport qu'elles ont eu lieu sans l'intervention du magnétiseur, et sans le mettre dans la confidence de la pensée glissée à mon oreille, au plus épais de l'assemblée, par tel ou tel spectateur....

Je ne dois pas omettre un incident qui démontre l'influence de la pensée des assistans sur la somnambule, et jusqu'à quel point cette influence peut entraver l'action mentale du magnétiseur. D'après une indication écrite, M. Laurent donnait à Prudence l'ordre mental d'aller prendre un objet sur telle personne pour l'apporter à telle autre, commandement muet qu'elle exécutait avec assez de promptitude. Mais, une fois, cette expérience a donné lieu à une longue hésitation. Après avoir tout de suite découvert l'objet, la somnambule ne savait à qui le remettre, allait vers une certaine personne, s'en éloignait un peu, y revenait aussitôt, se tourmentait, se plaignait, sous le poids d'une vive anxiété. Enfin, elle s'est décidée pour cette personne. Voici l'explication de cet embarras. L'indication écrite contenait une équivoque : l'auteur de l'écrit avait voulu désigner une personne placée vis-à-vis de lui, à l'autre bout de la salle; le magnétiseur croyait qu'il s'agissait d'une personne placée également vis-à-vis, mais tout près. Le magnétiseur dirigeait mentalement Prudence vers cette dernière personne ; l'auteur de l'écrit et ses voisins, confidens de sa pensée, repoussaient mentalement la somnambule, croyant qu'elle n'avait pas saisi l'ordre du magnétiseur. Ainsi, lutte dans les influences, trouble dans le résultat. L'action du magnétiseur étant la plus forte a fini par l'emporter, et c'est à la personne qu'il avait en vue, que Prudence a remis l'objet.

On conçoit par là que les assistans puissent, selon leurs dispositions internes, favoriser ou contrarier, jusqu'à un certain point, l'action magnétique....

Les expériences de M. Laurent ont soulevé d'interminables controverses. Ceux qui étaient entièrement étrangers à l'étude du magnétisme, regardaient ces expériences comme des jongleries, des tours de passe-passe ; ceux qui possédaient quelques notions magnétiques, voyaient dans ces séances un mélange d'effets réels et simulés. Enfin, les personnes complétement initiées à la connaissance du somnambulisme admettaient, sans restriction, ces phénomènes qu'elles avaient cent fois lus, vus, produits.

A ce sujet, qu'on me permette de raconter une petite anecdote. — Une sorte de physicien ambulant montrait, comme curiosité, dans un village, un canard de cire flottant sur un bassin d'eau. Cette effigie se laissant attirer par un morceau de pain que lui présentait le physicien, faisait en tous sens des évolutions rapides, au commandement du public. Là-dessus, grand émoi dans le pays. Les uns criaient au sortilége ; d'autres imaginaient des explications tirées par les cheveux : ainsi, c'était le physicien qui soufflait à la dérobée ; c'était une secousse furtive donnée au bassin ; c'était quelque ressort caché sous l'eau. Mais toutes ces suppositions tombaient d'elles-mêmes ; car aucun souffle, aucune secousse ne pouvait imprimer ces mouvemens précis, rapides, prolongés ; et, quant au ressort caché, le physicien permettait de palper le canard et d'examiner le bassin.

Un campagnard qui avait habité la ville et suivi quelques cours, souriait dans son coin, et, le lendemain, apportant un canard de sa fabrique et un morceau de pain, il vint donner le même spectacle à la foule ébahie. Après s'être amusé de la stupeur des uns, et, plus encore, du ton tranchant des autres, il prit à part les fortes têtes de l'endroit et leur révéla le secret.

Tout consistait dans un fer aimanté formant le bec du canard, et dans un autre morceau de fer caché dans le pain. Le campagnard exposa, le plus clairement possible, les propriétés de l'aimant, l'action attractive de ce minéral sur le fer, la communication de cette puissance au fer lui-même par le frottement avec l'aimant, etc. Mais il eut beau se livrer aux développemens les plus lucides, ses auditeurs étaient plus habiles à soigner leurs foins qu'à suivre un exposé scientifique. On n'y comprit rien. Il leur rapporta les expériences qui démontrent ces propriétés : on n'y crut pas. Il fit devant eux ces expériences : on secoua la tête, et on finit par être convaincu.... qu'on avait affaire à un jongleur fort adroit.

Voilà également ce qui se passe à l'occasion de M. Laurent. La seule différence, c'est que le physicien ambulant gardait le secret sur le moyen employé, tandis que M. Laurent affiche et proclame le moyen qu'il met en œuvre. Comme le physicien, il fait des choses surprenantes, étourdissantes pour la plupart des assistans, qui n'ont jamais rien vu de pareil. Ceux-ci cherchent, dès-lors, à rattacher ces effets à des causes banales, telles que l'adresse, l'artifice, le compérage. Sans pouvoir découvrir le stratagème, ils aiment mieux le supposer que d'admettre une force, un agent, un principe dont ils n'ont aucune idée.

Arrive un homme qui, par ses lectures, par ses relations, par ses propres expériences, s'est familiarisé depuis long-temps avec ce genre de phénomènes. Il vient exposer les conditions de leur développement, et les lois naturelles dont ils dépendent. Mais, faute d'avoir passé par des études préliminaires et des observations progressives, les auditeurs, tout d'un coup emportés dans un monde nouveau, éprouvent une sorte de vertige, un trouble dans leurs idées. Bref, ils ne comprennent pas. L'homme dont je parle, leur cite des expériences démonstratives; ces Messieurs n'y croient pas. Il fait devant eux ces expériences, d'abord avec un peu d'hésitation, bientôt avec un succès complet, soutenu, décisif, au-dessus de toute objection; étourdis du coup, les incrédules ne disent plus rien.... et n'en pensent pas davantage.

C'est ainsi que j'ai répété, avec un succès progressif, presque toutes les expériences de M. Laurent, au grand ébahissement de ceux qui avaient supposé de la fraude.

Les effets de l'aimant sont connus de toute personne ayant reçu un peu d'éducation, tandis que les phénomènes du somnambulisme magnétique se trouvent moins répandus. Voilà toute la différence. Pour ces villageois, le magnétisme minéral était chose absurde, ridicule, incroyable, tout cela par ignorance. Pour la plupart des habitans de la ville, le magnétisme animal ou vital est chose incroyable, ridicule, absurde; tout cela, faute de connaissances spéciales. Mais ceux qui se sont occupés quelque temps de cette matière, ne s'étonnent pas plus des phénomènes du somnambulisme, que les marins de ceux de la boussole.

CHAPITRE V.

—

MES EXPÉRIENCES.

Il y a dix ans, dans le but d'apprécier par moi-même le magnétisme, je résolus d'expérimenter avec soin, et de noter fidèlement les résultats sensibles, abstraction faite d'idées préconçues et d'interprétations hypothétiques.

Dans l'étude de la nature, il faut d'abord constater les faits. Viennent plus tard les théories.

Après l'observation exacte et circonstanciée des phénomènes, on les compare, on les groupe, on les rattache à des causes spéciales, inconnues dans leur essence, patentes dans leurs effets. Telle est la méthode analytique ; c'est celle que je suivis.

J'essayai de magnétiser mes malades à *leur insu*, sans gestes, sans signes apparens, quelquefois au travers d'une porte ou d'un mur. Les effets que j'obtins démontrent incontestablement l'existence de l'agent magnétique.

Voici une série d'expériences dans lesquelles il est matériellement impossible d'attribuer les faits à l'imagination de la personne magnétisée, aux perceptions *ordinaires* de ses sens, ou, enfin, de supposer qu'ils sont simulés.

Ayant plusieurs fois mis en somnambulisme une personne d'une grande sensibilité magnétique, je voulus agir sur elle à son insu. Un jour, dans une réunion assez nombreuse, étant placé à quelques pas derrière sa chaise, je cherchai mentalement à l'influencer, en tenant dirigée vers elle ma main posée sur mon genou, de telle manière qu'aucun des assistans ne pouvait se douter de mon intention. Cette personne continua de se livrer à la conversation, et je ne remarquai aucun effet. Mais, un moment après, elle me demanda si je ne l'avais pas magnétisée, ajoutant qu'elle venait d'éprouver ce qu'elle ressentait au commencement de nos séances.

Je voyais souvent cette personne, et tant que je m'abstenais d'agir, jamais elle n'accusait d'effet magnétique.

Un autre jour, pendant qu'elle était tournée vers un interlocuteur placé à côté d'elle, je glissai doucement dans la poche béante de son tablier, une pièce de monnaie que j'avais eu soin de magnétiser à l'avance. Au bout de quelques minutes, elle parut agitée, se plaignit d'étourdissement, et finit par soupçonner une influence cachée.

Quelque temps après, me trouvant sur un balcon avec cette personne et quelques autres qui me séparaient d'elle, j'eus l'idée de me servir de la balustrade comme d'un conducteur magnétique. Sans faire aucun geste, sans regarder par côté, mes mains immobiles sur le fer de la balustrade imprégnèrent du fluide, par l'acte de ma volonté, cet appui sur lequel se penchait en ce moment la personne soumise, à son insu, à cet essai. Au bout d'une minute, elle changea de figure et se retira dans le salon en se plaignant d'engourdissement et de vertiges. Apprenant que je l'avais magnétisée, elle se plaignit de cette expérience qui lui avait fait mal. Voilà, en effet, l'inconvénient des expériences de ce genre. Une personne magnétisée à son insu, repousse de toutes ses forces une influence qui la surprend et qui l'inquiète. Cette résistance la fatigue beaucoup, tandis que, dans l'acte magnétique ordinaire, le sujet s'abandonne paisiblement et n'éprouve que du bien.

Plusieurs mois après, étant, le soir, en voiture avec cette personne et d'autres, quand il fit assez sombre pour qu'on ne pût distinguer mes yeux, j'essayai de la magnétiser par le regard. Elle causait avec son voisin ; après quelques minutes, je m'aperçus qu'elle ne lui répondait plus. Il en fut surpris et l'appela tout haut. Dès-lors, craignant de la fatiguer, je suspendis mon action ; elle s'éveilla, en s'étonnant d'avoir dormi.

Je n'avais pas magnétisé cette personne depuis bien long-temps, lorsque, un jour, lui rendant visite pendant qu'elle était sortie, on m'apprit qu'elle toussait un peu dans la nuit, et qu'on avait soin de lui donner à boire, tous les soirs, un flacon d'eau sucrée. Je magnétise l'eau préparée pour le soir, et je recommande le secret. Le lendemain, pendant l'absence de cette personne, on m'annonce qu'elle n'a pas toussé, mais que, toute la journée, elle a été étourdie, et a sommeillé dans l'après-midi, ce qui ne lui arrive jamais. Je magnétise encore l'eau ; le lendemain, mêmes résultats. Je lui avoue le fait ; on change de flacon, de crainte que le verre ne retienne un peu de fluide, et quoiqu'elle ait toujours peur que nous ne l'attrapions, elle n'éprouve plus d'assoupissement.

Je rencontrais presque tous les soirs, à la promenade, une autre personne que j'avais plusieurs fois mise en somnambulisme. Un soir, j'essayai, de loin, de la magnétiser mentalement, à son insu, pendant qu'elle marchait. Elle se retira plus tôt que de coutume, et, le lendemain, sans l'interroger, j'appris d'elle qu'une envie extraordinaire de dormir l'avait tout à coup forcée de rentrer.

Me trouvant dans une réunion, avec une autre personne que je n'avais magnétisée qu'une fois, deux mois auparavant, je fis un essai du même genre. Pendant qu'elle était occupée à examiner des dessins, je tins dirigée vers ses épaules, avec intentention magnétique, ma main posée sur le dossier de ma chaise. Dans l'espace d'une minute, cette personne pâlit, s'agita, se plaignit de tomber en défaillance. Je suspendis mon action, et les symptômes se dissipèrent.

Un mois plus tard, après avoir passé une partie

de la soirée auprès de cette personne qui resta fort tranquille, je pris congé de la société et sortis. Le rez-de-chaussée où l'on était réuni, donnait par deux façades sur une terrasse. Je fis le tour, et j'allai me placer en face d'une porte-vitrée, à laquelle cette dame tournait le dos. On ne pouvait me distinguer dans l'obscurité, et les lumières me permettaient de voir dans la salle. Je dirigeai mon action magnétique vers cette dame, qui, quelques minutes après, me parut s'agiter sur sa chaise. Je rentre, comme si j'avais oublié quelque chose, et je m'aperçois qu'elle est pâle, troublée. Je continue d'agir mentalement ; tout à coup elle se lève, l'œil hagard, tremblante, égarée, et sort sur la terrasse, où la suivirent quelques amies, alarmées de ce brusque mouvement dont elles ignoraient la cause. Je confessai mes manœuvres secrètes, et j'apaisai tout ce désordre, au moyen de quelques *passes* calmantes. Cette dame nous dit que, peu de temps après ma sortie, elle avait senti comme une main de plomb s'appesantir sur sa tête, et le sommeil envahir ses paupières ; ses efforts pour résister à une influence dont elle ne se rendait pas compte, l'avaient fatiguée, excédée, mise hors d'elle-même... Elle me fit donner ma parole de ne plus y revenir.

Une autre personne, très-sensible au magnétisme, se trouvait dans une chambre séparée, par un gros mur, d'un cabinet où je venais d'entrer. Il n'y avait pas d'ouverture directe entre les deux pièces. Elle ignorait mon arrivée ; j'eus l'idée de la magnétiser au travers du mur. J'appris ensuite d'une personne qui lui tenait compagnie, qu'elle avait témoigné une grande envie de dormir.

Dans presque tous ces cas, l'action magnétique, exercée à l'insu des sujets, n'a pas été assez forte pour surmonter leur résistance et déterminer le sommeil ; et cette lutte mystérieuse a produit des perturbations.

En général, cette sorte d'action ne porte que sur des personnes avec qui l'on est déjà en rapport magnétique..... Voici pourtant le fait d'une personne qui, magnétisée pour la première fois et à son insu, est tombée en somnambulisme.

Appelé auprès de cette personne, jeune fille du peuple, dont la maladie semblait réclamer l'application du magnétisme, je fis l'expérience suivante. Cette jeune fille était assise et causait avec les assistans. Sans rien témoigner de mon dessein, assis devant elle, je prends son poignet, et, tout en feignant d'être attentif au pouls, je m'occupe tout entier à la magnétiser mentalement. Au bout d'une ou deux minutes, sa langue balbutie, son œil se trouble, sa paupière se ferme, sa tête tombe inclinée, sa respiration s'accélère ; elle est plongée dans un sommeil profond. Je rassure ses parens stupéfaits ; et, après avoir long-temps parlé à haute voix, marché, fait du bruit autour de la dormeuse imperturbable, enfin, sans prévenir personne, sans mot dire, par deux ou trois gestes à distance, tout à coup je l'éveille, surprise, interdite, ignorant ce qui s'était passé...... Cette personne n'avait jamais entendu parler de magnétisme.

Le lendemain, même tentative, mêmes résultats.

Certes, une telle expérience est concluante. Eh bien! je ne m'en tins pas là; je voulus faire la contre-épreuve.

Le jour suivant, je prends encore la même position, et agis en apparence, comme la veille et l'avant-veille; mais, intérieurement, je m'abstiens de magnétiser.... Point de sommeil, point d'effets.

Amenez-moi l'incrédule le plus encroûté. Au récit de pareils faits, s'il est capable de raisonner, il n'a que le choix entre deux partis; celui de me dire : Je me rends à l'évidence; ou celui de me dire : Vous en avez menti !.... Il n'y a pas d'autre alternative....

Point de faux-fuyant. Qu'il m'outrage, s'il veut, mais qu'il n'outrage pas la logique !....

Parlons maintenant des expériences que j'ai faites sur divers sujets en état de somnambulisme magnétique, avec les précautions suivantes :

En présentant le bout de mes doigts, à cinq ou six pouces derrière le coude ou le pied d'une somnambule, hors de sa vue, eût-elle été éveillée, je déterminais un mouvement brusque de la partie sur laquelle j'opérais de la sorte.

Je me plaçais derrière une autre somnambule,

avec une personne qui lui adressait des questions : point de réponse. Dès que je touchais le spectateur, sans jamais toucher la somnambule, elle lui répondait aussitôt.

En interrogeant la somnambule, il plongeait la main dans un chapeau, au fond duquel j'avais déposé un morceau de fer magnétisé; quand il touchait le fer, la somnambule répondait ; quand il ne le touchait pas, elle se taisait. L'intervention de ma pensée n'était pour rien dans ce phénomène, puisque j'ignorais si la main était ou non en contact avec le fer.

On donnait un petit coup de clef sur le bord d'un chandelier : silence et immobilité d'une autre somnambule. Placé à quelques pas derrière elle, toutes les fois que je dirigeais magnétiquement mes doigts vers le chandelier, alors, au moindre choc, elle se récriait contre le bruit.

Toujours dans la même position, au moment où elle s'y attendait le moins, par deux ou trois gestes je l'éveillais brusquement, dans l'espace de sept à huit secondes.

Je présentais, derrière la tête, à cette somnambule et à une autre, divers objets qu'elles finissaient, non sans effort, par nommer ou décrire. Quelquefois elles allaient jusqu'à distinguer les effigies des pièces de cinq francs. Comme j'avais connaissance de ces objets, j'ignore si elles les voyaient ou si elles lisaient dans ma pensée.

Voici ce que j'ai observé chez des somnambules magnétisées par deux de mes honorables confrères.

Une d'elles possédait la faculté de voir, malgré les obstacles et les distances, une petite fille qu'elle aimait beaucoup ; elle distinguait même l'entourage de celle-ci. Je pris cette enfant dans une pièce séparée, par un gros mur, de celle où se trouvait la somnambule ; et là, cherchant à faire une démonstration saisissable, je m'avisai de dénouer ma cravate pour la mettre au cou de la petite. En revenant auprès de la somnambule, j'appris des personnes présentes, parmi lesquelles un professeur-agrégé de la Faculté de Montpellier, qu'elle venait de dire : Quelle mascarade !.... on lui met une cravate au cou !....

Une autre somnambule lisait les mots qu'on lui plaçait derrière la nuque ou le dos. Dans une séance où j'assistai avec une douzaine de spectateurs, le plus incrédule, passant tout seul dans une autre pièce, écrivit sur un petit carré de papier un mot qu'il ne communiqua à personne ; il revint, et plaça lui-même le papier entre les épaules et sous le fichu de la somnambule. Après de longs efforts, causés peut-être par une assemblée trop nombreuse, la somnambule épela et lut ce que portait l'écrit : c'était le mot : *Loi*.

Parmi les phénomènes que je viens de signaler, les uns se présentaient constamment chez les somnambules qui les avaient une fois manifestés ; les autres n'apparaissaient que de temps en temps, lorsque les somnambules se trouvaient dans de bonnes dispositions. La présence des spectateurs nombreux nuisait souvent au succès des expériences. C'est un fait rare en somnambulisme, qu'une lucidité soutenue comme celle de Prudence, dans des séances publiques. C'est sans doute le résultat de l'exercice et de l'habitude.

On peut ranger les phénomènes magnétiques dans deux catégories : ceux dont la réalité n'a d'autres garanties que les apparences et la bonne foi des magnétisés, et ceux qui sont positivement démontrés par des preuves matérielles. Mes expériences, et autres semblables consignées dans les auteurs, mettent en relief des phénomènes de ce dernier genre. Elles sont décisives.

Qu'opposer à de pareils faits? Les adversaires du magnétisme n'ont qu'une ressource et ils en usent largement : c'est de battre la campagne et d'embrouiller la question. Ainsi, passant prudemment sous silence les phénomènes qui ne laissent aucune prise au doute, ils s'appesantissent sur les cas sujets à contestation. Autre manœuvre. A l'heure présente, on n'ose plus se déclarer complétement incrédule : nier la réalité du magnétisme, à Dieu ne plaise! on repousse seulement les exagérations des enthousiastes, les jongleries des charlatans, c'est-à-dire, qu'on trace arbitrairement, au gré de son caprice, un petit cercle idéal, en dehors duquel tout est censé exagération ou jonglerie. En dernière analyse, le magnétisme se trouve si peu, si peu de chose, que cela équivaut presque à rien. Des littérateurs, brochant sur le tout, cherchent dans le magnétisme des effets de style, habillent, parent ce sujet des richesses de leur imagination, et puis s'amusent à détruire d'un souffle cette œuvre fantasmagorique. Ce n'est ni comme ceux-ci, ni comme ceux-là qu'il convient de procéder en matière de sciences naturelles. Il faut d'abord observer les faits avec une attention scrupuleuse; il faut ensuite en déduire les conséquences avec une logique sévère.

Pour bien apprécier le magnétisme, on doit être *positif*, c'est-à-dire, exact.

—

CHAPITRE VI.

—

EFFETS THÉRAPEUTIQUES DU MAGNÉTISME.

Après avoir démontré l'existence du magnétisme, je vais parler de son utilité.

Si, de prime-abord, j'avais avancé que, par l'action de la volonté aidée de quelques gestes, on peut soulager, guérir des malades, je me serais attendu à voir l'incrédulité se soulever contre la production d'effets si remarquables, par des moyens en apparence insignifians.

Mais, à présent, je puis présenter autrement la question. Il s'agit de savoir si un agent dont nous avons constaté l'influence extraordinaire sur le corps vivant, est capable de modifier avantageusement cet organisme. Ainsi posée, la question se trouve à demi résolue.

D'après la puissance de cet agent, on peut présumer son efficacité curative. Les effets intenses qu'il détermine doivent, dans certains cas, se montrer salutaires.

«Ils étaient bien peu médecins, s'écrie le profes-
» seur Rostan, peu physiologistes et peu philosophes,
» ceux qui ont nié ces effets thérapeutiques! Ne

» suffit-il pas que le magnétisme détermine des chan-
» gemens dans l'organisation, pour conclure rigou-
» reusement qu'il doit jouir de quelque puissance
» dans la cure des maladies ? Cette vérité, démontrée
» par le raisonnement, l'est bien plus encore par
» l'expérience. »

Dans les pays du Nord, on a reconnu l'utilité de ce moyen. Écoutons M. Marc, membre de l'Académie de médecine : « En 1815, l'empereur de
» Russie nomma une commission de médecins pour
» examiner le magnétisme. Cette commission déclara
» qu'il résultait de ses recherches, que le magnétisme
» est un agent très-important. »

Citons le premier rapport de M. Husson : « On
» a établi à Berlin une clinique considérable, dans
» laquelle on traite avec succès les malades par cette
» méthode, et plusieurs médecins ont aussi des trai-
» temens avec l'autorisation du gouvernement.... A
» Groningue, M. le docteur Bosker, qui jouit d'une
» grande réputation, a composé un volume d'obser-
» vations faites au traitement qu'il a établi conjoin-
» tement avec ses confrères... A Pétersbourg, M. le
» docteur Hoffreghen, premier médecin de l'empe-
» reur de Russie, et plusieurs autres médecins, ont
» également prononcé leur opinion sur l'existence
» et l'utilité du magnétisme animal...... Près de
» Moscou, M. le comte de Panin, ancien ministre
» de Russie, a établi dans sa terre, sous la direction
» d'un médecin, un traitement magnétique.....»

En Angleterre, à l'hôpital de l'université, le docteur Ellioston a obtenu des résultats remarquables.

Le rapporteur de la fameuse commission académique s'exprime ainsi sur un des malades soumis aux expériences: « Nous voyons, dans cette observation, un jeune homme sujet, depuis dix ans, à »des attaques d'épilepsie, pour lesquelles il a été »successivement traité à l'hôpital des Enfans, à »Saint-Louis, et exempté du service militaire. Le »magnétisme agit sur lui, quoiqu'il ignore complé»tement ce qu'on lui fait. Il devient somnambule. »Les symptômes de sa maladie s'améliorent; les »accès diminuent de fréquence; les maux de tête, »l'oppression disparaissent sous l'influence du ma»gnétisme.»

Voici une des conclusions du rapport: « Consi»déré comme moyen thérapeutique, le magnétisme »devrait trouver sa place dans le cadre des con»naissances médicales.»

Le fait suivant s'est passé sous les yeux des médecins de l'Hôtel-Dieu. Mlle Samson, atteinte de vomissemens chroniques, entra à l'Hôtel-Dieu, vomissant tout ce qu'elle prenait et quelquefois même des flots de sang. Pendant huit mois de maladie, elle avait épuisé toutes les ressources médicales: émissions sanguines, vésicatoires, médicamens internes, et se trouvait réduite au dernier degré de marasme, lorsqu'on s'avisa de la magnétiser. A dater de la première séance, les vomissemens cessèrent. On continua, et, au bout d'une vingtaine de jours, son état se trouva considérablement amélioré.

M. Husson, qui présidait à ce traitement, ayant été remplacé à l'Hôtel-Dieu par M. Geoffroi, celui-ci reçut l'ordre du conseil général des hospices de renoncer à l'application du magnétisme.

Ceci est historique. — Quelques années plus tard, le conseil s'opposa également à l'emploi de ce moyen, dirigé par la commission académique. Tant il est vrai que les préventions et les animosités soulevées contre le magnétisme, ont rencontré d'aveugles auxiliaires parmi ceux-là même qui, dans l'intérêt des malades, auraient dû encourager l'application d'une méthode présentée comme salutaire, et qui, supposée inefficace, est au moins innocente !....

Dès que le traitement magnétique fut suspendu, Mlle Samson fut reprise de vomissemens ; les symptômes alarmans reparurent ; et cette jeune fille s'abandonnait aux larmes, lorsque M. Geoffroi, touché de sa triste position, invita l'interne, M. Robouam, à reprendre ce traitement le plus secrètement possible. Dès qu'on eut recommencé, les vomissemens cessèrent, l'amélioration fit de nouveaux progrès, et, après deux mois de séances magnétiques, Mlle Samson sortit de l'hôpital complétement rétablie.

Après des faits si authentiques et si frappans, il est inutile de rapporter aucun des cas dont regorgent les ouvrages écrits sur cette matière, et les journaux des sociétés de magnétisme. Je m'abstiens également de citer quelques-uns de mes confrères, et d'autres personnes dévouées aux malades, qui font le plus heureux emploi de ce moyen.

Quel est le mode d'action thérapeutique du magnétisme ?

On admet généralement dans l'organisme l'existence d'une force médicatrice, tendant vers la guérison de la maladie. Cette force, quelquefois impuissante, a quelquefois besoin d'être soutenue et dirigée.

Or, l'acte magnétique, transmettant au malade le fluide nerveux ou vital d'un homme sain, excite la force médicatrice et lui imprime un mouvement régulier.

Les alimens, dans l'état sain, entretiennent la vie ; le magnétisme la ranime dans l'état morbide.

C'est le remède tonique par excellence ; il calme aussi les irritations locales, en rétablissant l'harmonie dans la distribution des forces. Ses propriétés immédiates consistent à réparer l'épuisement, à apaiser la douleur.

Les mères dont les enfans sont souffrans ou débiles, les couvrent de regards sympathiques, les pressent dans leurs bras caressans. Elles exercent ainsi une influence magnétique, qui serait plus efficace si elles avaient confiance dans le pouvoir qu'elles possèdent à leur insu.

Dans les cas de pléthore, excès de force, l'application du magnétisme n'est pas convenable, et alors il n'agit pas ; quand la phéthore est partielle, il peut être utile en ramenant l'équilibre.

Les corps vivans, par des effluves perpétuels, par une irradiation constante, exercent une action mutuelle. Que ces émanations soient augmentées et dirigées par la volonté, il y aura des effets saillans, des effets magnétiques. Les organismes actifs influenceront les organismes passifs.

De même que les corps malades, par des émanations imperceptibles, transmettent aux corps sains des impressions nuisibles, ces derniers communiqueront aux premiers des modifications salutaires, surtout si les émanations, véhicules de ces influences, sont activées par la volonté. La santé deviendra transmissible comme la maladie.

Le magnétisme, d'après sa véritable destination, considéré sous le rapport thérapeutique, peut, selon moi, être défini : *la contagion de la santé.*

Cette influence salutaire se manifeste souvent sans s'accompagner du somnambulisme, sans même produire d'effets notables, autres qu'une amélioration bien marquée ou une guérison complète. C'est ce but qu'on doit poursuivre, et non des phénomènes curieux, mais inutiles, et quelquefois contraires à la cure.

L'action du magnétisme consistant moins à combattre directement la maladie, qu'à soutenir le malade, restera impuissante contre les virus, et, dans beaucoup d'autres cas, ne sera utile que comme auxiliaire des médicamens.

Sans entrer ici dans une énumération pathologique, le médecin, d'après le mode d'action du magnétisme, se fera une idée des maladies où ce moyen peut être avantageux.

Pour ma part, il y a quelques années, dans un feuilleton du *Courrier du Midi*, je déclarai avoir guéri, par l'emploi de cette méthode, des douleurs nerveuses, des vomissemens chroniques, des attaques épileptiformes, des fièvres intermittentes, etc.

En résumé, d'après la théorie et la pratique, je considère le magnétisme comme un des moyens les plus précieux que puisse appliquer l'art de guérir.

—

CHAPITRE VII.

UTILITÉ MÉDICALE DU SOMNAMBULISME.

Les somnambules manifestent souvent un instinct plus ou moins parfait, qui leur révèle la nature de la maladie et les remèdes appropriés.

Cette faculté n'est qu'un développement de l'instinct conservateur ou réparateur, existant chez l'homme dans l'état de santé ou de maladie. Un sens intérieur nous dirige dans le choix des alimens, souvent même des médicamens, et l'esprit cède ainsi à l'impulsion secrète du principe vital.

Les animaux sont également pourvus de cet instinct. On les voit, en pleine campagne, distinguer les végétaux propres à leur nourriture, parmi ceux qui sont pour eux des poisons. Le chien se médicamente avec du chiendent ; le chat avec le même végétal et avec le népète ; la belette se sert de la rue et le crapaud du plantain.

Si, dans l'état ordinaire, l'homme et les animaux manifestent cet instinct, on conçoit que, durant le somnambulisme, quand l'esprit veille au milieu du sommeil des sens, dans ce silence du monde extérieur, il est plus facile d'entendre le cri intime des organes, et de pressentir les moyens de satisfaire à leurs besoins.

Je vais là-dessus citer quelques faits saillans, consignés dans le rapport académique.

Paul Villagrand, paralytique par suite d'apoplexie, après vingt-deux mois de traitemens qui n'avaient produit qu'une amélioration incomplète, fut soumis à l'action du magnétisme. Étant tombé en somnambulisme, il se prescrivit des remèdes et fixa le jour où il pourrait marcher sans béquilles.

Je cède la parole au rapporteur : « On suivit le »traitement que Paul avait indiqué, et, au jour dit, »le 26 septembre, la commission vint à l'hôpital »de la Charité. Paul se rendit, appuyé sur ses bé»quilles, à la salle des conférences, où il fut ma»gnétisé comme de coutume et mis en somnambu»lisme. Dans cet état, il assura qu'il retournerait »à son lit sans béquilles, sans soutien. A son ré»veil, il demanda ses béquilles ; on lui répondit »qu'il n'en avait plus besoin.

»En effet, il se leva, se soutint sur sa jambe »paralysée, traversa la foule qui le suivait, des»cendit la marche de la salle des expériences, tra»versa la deuxième cour de la Charité, monta »deux marches, et, arrivé au bas de l'escalier, il »s'assit. Après s'être reposé deux minutes, il monta, »à l'aide d'un bras et de la rampe, les vingt-quatre »marches de l'escalier qui conduit à la salle où il

» couchait ; il alla à son lit sans appui, s'assit en-
» core un moment, et fit ensuite une nouvelle pro-
» menade dans la salle, au grand étonnement de
» tous les malades, qui, jusqu'alors, l'avaient tou-
» jours vu cloué dans son lit. A dater de ce jour,
» Paul ne reprit plus de béquilles. » Deux semaines après, il annonça qu'il serait complétement guéri à la fin de l'année, et cette prévision se réalisa.

Ainsi, tandis que le médecin de l'hôpital de la Charité n'a pu opérer la cure, ce malade doit sa guérison au traitement qu'il s'ordonne lui-même, en état de somnambulisme. Les commissaires le certifient. Mais, ce qu'il y a de plus remarquable, c'est que le médecin de la Charité se trouve membre de la commission et signataire du rapport. Voilà donc cet académicien, attribuant aux résultats du somnambulisme une guérison que, d'après son aveu, lui, médecin, n'a pu obtenir. Aveu inouï! Homme rare! Phénomène académique plus extraordinaire que les phénomènes magnétiques!... Une telle franchise m'a donné la plus haute idée du caractère de M. Fouquier.

Passons à un autre fait, consigné dans le rapport.

Pierre Cazot, épileptique, étant plongé en somnambulisme à 9 heures du matin, annonça que, le jour même, à 4 heures du soir, il aurait une attaque d'épilepsie, mais qu'on pourrait la prévenir, si on le magnétisait un peu auparavant. « On pré-
» féra vérifier l'exactitude de sa prévision, et au-

»cune précaution ne fut prise pour s'y opposer. On »se contenta de l'observer, sans qu'il s'en doutât. »A une heure, il fut saisi d'une violente céphalal-»gie; à 3 heures, il fut forcé de se mettre au lit, »et, à 4 heures précises, l'accès éclata.»

Quelques jours après, les commissaires interrogent ainsi le somnambule : « Combien aurez-vous »encore d'accès ? — Pendant un an. — Savez-vous »s'ils seront rapprochés les uns des autres ? — »Non. — En aurez-vous encore un ce mois-ci ? — »J'en aurai un, lundi 27, à 5 heures moins 20 »minutes. — Sera-t-il fort ? — Il ne le sera pas »la moitié de celui qui m'a pris dernièrement. — »Quel autre jour aurez-vous un nouvel accès ?» Après un moment d'impatience, il répond : «D'au-»jourd'hui en quinze, c'est-à-dire, le 7 septembre. »— A quelle heure? — A 6 heures moins 10 minu-»tes du matin.» Ces prévisions s'accomplirent.

Voulez-vous d'autres faits qui se sont passés dans les hôpitaux de Paris, en présence et sous la direction des médecins de ces établissemens ? A l'hôpital de la Salpêtrière, une fille nommée Pétronille, qui était devenue épileptique à la suite d'une chute dans le canal de l'Ourcq, ordonna, durant le somnambulisme, qu'on la plongeât dans ce canal, une vive frayeur devant guérir la maladie produite par la même cause. La chose ne se trouvant guère exécutable, elle modifia sa prescription, et s'étant fait réveiller à moitié seulement, afin de voir et sentir l'eau, en présence des docteurs Georget, Londe et Métivier, elle fut plongée, malgré sa résistance, dans un bain d'eau froide. On lui tint la tête sous l'eau, et on ne la retira que lorsque le temps, par elle fixé d'avance, fut écoulé. Elle était presque asphyxiée; on fut obligé d'employer les moyens usités pour la rappeler à la vie. La guérison fut complète.

A l'hôpital du Val-de-Grâce, un malade, devenu épileptique par la même cause, s'ordonna à peu près le même remède. Il annonça, pour une heure déterminée, un accès épileptique, et dit qu'alors des hommes vigoureux devaient le plonger dans un bain à la glace, et lui tenir la tête sous l'eau jusqu'à ce que la convulsion cessât; qu'en le retirant du bain, il fallait lui appliquer au mollet un fer rougi à blanc, et ne l'ôter que lorsqu'il jetterait un cri. Cela fut exécuté, en présence des docteurs Broussais et Frappart, et le malade fut guéri.

L'instinct médical des somnambules ne se borne pas toujours à eux-mêmes, et s'exerce quelquefois sur des personnes étrangères.

Quelques-uns, par une susceptibilité particulière, s'identifiant, pour ainsi dire, avec les êtres souffrans soumis à leur examen, désignent les maladies de ceux-ci et les remèdes appropriés, non par des noms techniques, mais par des indications significatives.

Si c'était ici une affaire de pur raisonnement,

j'invoquerais seulement la logique, sans avoir besoin de recourir à des autorités ; mais lorsqu'il s'agit de faits qu'il importe de bien établir, avant d'en déduire les conséquences il faut citer des témoignages, et surtout des témoignages authentiques. Je vais donc, selon mon habitude, parmi une foule d'attestations choisir de préférence les dires de personnages placés dans une position officielle, soit professeurs, soit membres de l'Académie royale de médecine. C'est encore le fameux rapport de la commission académique, dont je vais vous lire des extraits.

« Mlle Cœline (c'était un des sujets soumis à » l'examen des commissaires) fut priée (dans le » somnambulisme) d'examiner avec attention l'état » de la santé de M. Marc, notre collègue. Elle appli- » que la main sur le front et la région du cœur, et, » au bout de trois minutes, elle dit que le sang se » portait à la tête ; qu'actuellement M. Marc avait » mal au côté gauche de cette cavité ; qu'il avait » souvent de l'oppression, surtout après avoir » mangé ; qu'il devait avoir souvent une petite toux ; » que la partie inférieure de la poitrine était gorgée » de sang ; que quelque chose gênait le passage des » alimens ; que, pour guérir M. Marc, il fallait qu'on » le saignât largement, que l'on appliquât des cata- » plasmes de cigüe et que l'on fît des frictions avec » du laudanum sur la partie inférieure de la poitrine ; » qu'il bût de la limonade gommée, qu'il mangeât

»peu et souvent, qu'il ne se promenât pas immé»diatement après le repas.

»Il nous tardait d'apprendre de M. Marc, s'il »éprouvait tout ce que la somnambule annonçait. »Il nous dit qu'en effet il avait de l'oppression lors»qu'il marchait en sortant de table, que souvent »il avait de la toux, et que, avant l'expérience, il »avait mal dans le côté gauche de la tête; mais »qu'il ne ressentait aucune gêne dans le passage des »alimens.

»Nous avons été frappés de cette analogie entre »ce qu'éprouve M. Marc et ce qu'annonce la som»nambule.»

Les commissaires rapportent deux autres cas extrêmement remarquables. Le rapporteur conduisit Mlle Cœline et son magnétiseur dans une maison, rue du Faubourg-du-Roule, sans les en avoir prévenus, et sans leur indiquer ni le nom ni la maladie de la personne qui désirait consulter la somnambule. On attendit que Mlle Cœline fût endormie, avant d'introduire la malade. C'était la fille d'un pair de France, chez laquelle la somnambule reconnut des obstructions dans le bas-ventre, constatées plus tard par les médecins, et à qui elle ordonna des remèdes appropriés. Dans le cas d'une autre malade soumise par les médecins à un traitement mercuriel pour un engorgement des glandes cervicales, la famille, voyant survenir de graves accidens, voulut consulter la somnambule. Celle-ci indiqua les ravages produits dans l'estomac par *une sorte de poison*, décrivit les antécédens, l'état actuel de la maladie, et ordonna un traitement qui, malheureusement, ne fut pas suivi. La malade ayant succombé, un procès-verbal d'autopsie, signé par MM. Fouquier, Marjolin, Cruveilher et Foissac, constata les lésions décrites par la somnambule, et les fâcheux effets du mercure.

Faut-il s'étonner que la grande majorité des médecins soit hostile au magnétisme? Voilà Mlle Cœline, comme tant d'autres somnambules, s'avisant de blâmer, de réformer les traitemens de docteurs en renom.... et, qui pis est, l'autopsie lui donne gain de cause.

Aussi, dans une séance du congrès médical, où il fut question des consultations magnétiques, je crus que la salle allait crouler au bruit des anathêmes et des cris d'indignation !....

Cette précieuse faculté des somnambules est incontestable; mais, pas plus que les autres phénomènes, elle n'est constante. Or, dans les cas où cette faculté manque, l'imposture a pu chercher à la feindre pour exploiter la crédulité des malades. Ce n'est pas la première fois que, sous prétexte de faire de la médecine, on aurait fait du charlatanisme.

CHAPITRE VIII.

—

UTILITÉ DU SOMNAMBULISME EN CAS D'OPÉRATION CHIRURGICALE.

Les somnambules présentent quelquefois une insensibilité physique absolue.

Le professeur Pinel, dans sa *Nosographie*, cite le fait d'une cataleptique, soumise, durant son accès, aux épreuves suivantes : « On la secouait, » on la pinçait, on la tourmentait, on lui mettait » un réchaud de feu sous les pieds, nul signe de » vie. Cet état dura trois à quatre heures. Quoi- » qu'elle eût été fort tourmentée, il ne lui restait » point de douleurs, ni même de lassitude à son ré- » veil ; elle n'avait aucun souvenir de ce qui s'était » passé durant son état cataleptique. »

Une des célébrités de la Faculté de Paris, M. Andral, dans sa *Pathologie interne*, s'exprime en ces termes catégoriques. « J'affirme que, sous l'in- » fluence de certaines manœuvres magnétiques par » lesquelles l'individu devient somnambule, *il perd* » *toute sensibilité*. »

Le rapport académique contient le récit des expériences suivantes, faites par les commissaires :

« Cazot étant en somnambulisme, M. Fouquier »(professeur de clinique à l'hôpital de la Charité, »actuellement médecin du Roi) lui enfonça à »l'improviste une épingle d'un pouce de long, entre »l'index et le pouce de la main droite ; il lui perça »avec la même épingle le lobe de l'oreille. On lui »écarta les paupières, et on frappa plusieurs fois »la conjonctive avec la tête d'une épingle, sans »qu'il donnât le moindre signe de sensibilité.

»Dans une autre séance, M. Fouquier lui en»fonça dans l'avant-bras une épingle d'un pouce. »On lui en introduisit une autre à une profondeur »de deux lignes obliquement sous le sternum ; une »troisième obliquement aussi à l'épigastre ; une »quatrième perpendiculairement dans la plante du »pied. M. Guersent le pinça à l'avant-bras, de ma»nière à y laisser une ecchymose. » Point de sensibilité.

Plus loin, il est question de Mlle Cœline. « M. »Marc (ancien médecin du Roi) la pince au poi»gnet. Une aiguille à acupuncture est enfoncée de »trois lignes dans la jambe gauche ; une autre de »deux lignes dans le poignet gauche. On réunit ces »deux aiguilles par un conducteur galvanique ; des »mouvemens convulsifs très-marqués se dévelop»pent dans la main, et Mlle Cœline paraît étrangère »à tout ce qu'on lui fait. »

Voulez-vous d'autres témoignages authentiques? écoutez M. Robouam, interne à l'Hôtel-Dieu. « Je » soussigné certifie que, le 6 janvier 1824, M. Ré- » camier, à sa visite, m'a prié de mettre dans le » sommeil magnétique le nommé Starin, couché » alors au N° 8 de la salle Sainte-Madeleine. Il l'a » menacé auparavant de l'application d'un moxa, s'il » se laissait endormir. Contre la volonté du malade, » moi, Robouam, l'ai fait passer dans le sommeil » magnétique, pendant lequel M. Récamier a lui- » même appliqué un moxa sur la partie antérieure, » un peu externe et supérieure de la cuisse droite, » lequel a produit une escarre de 17 lignes de lon- » gueur et de 11 de largeur. Starin n'a pas donné la » plus légère marque de sensibilité, soit par cris, » mouvemens ou variation du pouls ; il n'a senti les » douleurs résultant de l'application du moxa, que » lorsque je l'ai eu fait sortir du sommeil magnéti- » que. Signé : Robouam.

» Étaient présens à cette séance Mme Sainte-Mo- » nique, mère de la salle ; MM. Gilbert, Lapeyle, » Bergeret, Carquet, Truche. »

Deux jours après, il fut procédé à une seconde expérience de la même nature sur un autre sujet, avec le même résultat, également attesté.

Ce procès-verbal, ainsi que tous ceux de M. Husson, est déposé chez M. Dubois, notaire, rue Saint-Marc-Feydau.

Les faits de ce genre abondent. M. Kühnholtz,

professeur-agrégé à la Faculté de Montpellier, a laissé, à trois reprises, brûler et s'éteindre de la cire d'Espagne sur le dos de la main d'une somnambule, sans qu'elle ait témoigné la moindre sensation. Les docteurs Lafon, à Toulouse, Ellioston, à Londres, et tant d'autres, ont constaté le même phénomène. Le résultat de ces expériences a donné l'idée de solliciter le somnambulisme magnétique, chez les personnes destinées à subir des opérations chirurgicales plus ou moins douloureuses.

M. Oudet, membre de l'Académie royale de médecine, a fait l'extraction d'une dent molaire à une femme qui, plongée dans le somnambulisme, ne s'en est seulement pas aperçue.

M. Mortorel a fait la même opération à M. Prost, en présence de MM. de Latour et Emmanuel de Las Cazes. Le somnambule a été très-étonné de ne pas trouvé sa dent, à son réveil.

M. Roubière a arraché une molaire à Philippine Bernard, mise en somnambulisme par M. Kühnholtz, sans que celle-ci ait donné aucun signe de sensibilité.

Passons à des opérations plus graves. Le docteur Fillassier raconte que, chez une femme qui, n'ayant jamais voulu se faire opérer, y consentit durant le somnambulisme, une tumeur assez considérable au cou fut enlevée lentement, et le pansement fait, sans exciter la moindre douleur.

Un somnambule de M. le comte de Beaumont

fut opéré à la cuisse par le docteur Darrieux, en présence du docteur Roque, sans avoir la conscience de ce qui se passait.

Voici encore un extrait du rapport de la commission académique. Il s'agit de Mme Plantin, à laquelle M. J. Cloquet, membre de l'Académie royale de médecine, extirpa un cancer au sein, durant le somnambulisme.

« Le jour fixé pour l'opération. M. Cloquet, en » arrivant à dix heures et demie du matin, trouva » la malade habillée et assise dans un fauteuil, dans » l'attitude d'une personne paisiblement livrée au » sommeil naturel. Il y avait à peu près une heure » qu'elle était revenue de la messe, qu'elle entendait » habituellement à la même heure. M. Chapelain » l'avait mise dans le sommeil magnétique depuis » son retour. La malade parla avec beaucoup de » calme de l'opération qu'elle allait subir. Tout étant » disposé pour l'opérer, elle se déshabilla elle-même » et s'assit sur une chaise. M. Chapelain soutint le » bras droit ; le bras gauche fut laissé pendant sur » le côté du corps. M. Pailloux, élève interne de » l'hôpital St-Louis, était chargé de présenter les » instrumens et de faire les ligatures....

» La durée de l'opération a été de dix à douze » minutes. Pendant ce temps, la malade a continué » tranquillement à s'entretenir avec l'opérateur *et* » *n'a pas donné le plus léger signe de sensibilité ;* » *aucun mouvement dans les membres ou dans les*

» *traits, aucun changement dans la respiration ni dans* » *la voix, aucune émotion, même dans le pouls*, ne » se sont manifestés. La malade n'a pas cessé d'être » dans l'état d'abandon, d'impassibilité automati- » ques où elle était quelques minutes avant l'opéra- » tion. On n'a pas été obligé de la contenir ; on s'est » borné à la soutenir. »

Un fait si éloquent me dispense de tout commentaire.

Depuis lors, deux amputations ont été faites, en Angleterre, sur des somnambules aussi impassibles, l'une par le docteur Ward, le 1er octobre 1842 ; l'autre par le docteur Fenton, le 24 mars 1845. La première qu'on ait faite de même en France, a été pratiquée à Cherbourg, le 2 octobre 1845, sur Mlle Marie d'Albanel, par le docteur Loysel, en présence du docteur Gibon, de M. Arsène, etc. La malade a été mise en somnambulisme par M. Durand. L'opération chirurgicale, y compris le pansement, a duré plus d'une demi-heure. Pendant ce temps *le visage de la somnambule n'a pas cessé d'être calme, son pouls n'a pas varié, ses mains sont restées libres ; elle a causé plusieurs fois, en souriant, avec son magnétiseur, même dans les instans les plus douloureux, et n'a pas même eu connaissance de ce qui se passait.* Un nouveau fait du même genre vient d'avoir lieu dans la même ville. Le 27 mai dernier, en présence du sous-préfet, des autorités maritimes, de médecins et notables habitans, sur un jeune homme de dix-huit ans, mis en somnambulisme par M. Delente, M. Loysel a enlevé des glandes volumineuses, au-dessus de la mâchoire inférieure. Pendant l'opération qui a duré plus d'une demi-heure, y compris le pansement, le malade *est resté impassible ; pas la moindre altération du teint, pas le moindre froncement des sourcils ; le pouls et la respiration n'ont manifesté aucun changement. Il a dit n'éprouver aucun mal.*

Deux nouvelles amputations ont eu lieu à Londres, dans les mêmes conditions et avec le même succès. L'une est celle d'un bras, pratiquée sur Mme Northway, par le docteur Jolly ; l'autre est celle d'une cuisse, faite sur Mlle Mary-Anne Lakin, par le docteur Tosswell.

En présence de faits si précieux, si admirables, ne serait-ce pas un crime que de s'obstiner à repousser par de stupides railleries, un moyen capable d'arracher aux souffrances qui les attendent, quelques-uns des malheureux voués au couteau chirurgical !.... Combien de malades ont péri faute de se soumettre à des opérations devenues nécessaires, qui les auraient subies sans crainte et sans douleur, si l'on eût appliqué l'utile secours du magnétisme !...

Il ne faudrait pourtant pas croire que, grâce au magnétisme, on pourrait toujours écorcher les gens tout vifs, sans les chatouiller le moins du monde.

On n'obtient pas constamment le somnambulisme ; et ses phénomènes peuvent être d'autre nature que celui de l'insensibilité. Observons toutefois que l'état maladif des individus destinés à des opérations chirurgicales, les dispose à tomber en somnambulisme.

Quand on ne trouverait, parmi eux, qu'un individu sur dix, sur vingt, qui fût susceptible d'offrir le phénomène de l'insensibilité, on devrait tenter sur tous un moyen qui peut devenir si utile à quelques-uns.

—

CHAPITRE IX.

DU MAGNÉTISME PRATIQUÉ SUR LES MALADES PAR LEURS PARENS OU AMIS.

Comme je l'ai démontré par des faits authentiques et des autorités irrécusables, le magnétisme et les phénomènes qu'il produit peuvent être utiles sous plusieurs rapports :

1° Le magnétisme agit sur les malades comme remède unique ou auxiliaire, curatif ou palliatif;

2° Le magnétisme, dans le cas où il détermine le somnambulisme, donne ordinairement, au sujet plongé dans cet état, la faculté de fournir des lumières sur le diagnostic et le traitement de sa maladie, et quelquefois même sur ceux des maladies des personnes qu'on met en rapport avec lui ;

3° Le magnétisme venant à produire le somnambulisme avec insensibilité physique, affranchit de toute crainte et de toute douleur les malades soumis à des opérations chirurgicales.

Voilà d'immenses avantages. Pourquoi n'en profite-t-on pas plus souvent ?

D'abord, parce que les effets du magnétisme sont niés, rejetés par la masse du public. Du sein des académies, les préventions hostiles à cette découverte se sont répandues parmi les médecins, et, de là, dans la foule. Taxant le magnétisme de chimère, peut-on user de ses bienfaits?

Ensuite, les personnes qui admettent le magnétisme, sont généralement préoccupées du somnambulisme. Les phénomènes curieux font négliger les effets utiles. On ignore, ou l'on oublie que, sans *endormir*, comme on dit, sans produire le somnambulisme et ses merveilles, le magnétisme peut faire beaucoup de bien, peut soulager, peut guérir.

Un jeune homme, qui s'était trouvé témoin des phénomènes du somnambulisme, ayant reçu de moi le conseil d'essayer de soulager, par quelques passes magnétiques, son père atteint d'une maladie douloureuse, me regarda d'un air étonné, ne pensant pas pouvoir réussir. S'il avait été aussi pénétré de l'utilité du magnétisme, qu'il se montrait convaincu de la réalité de cet agent, il aurait senti que sa tendresse filiale pouvait opérer efficacement, au moyen de quelques gestes pratiqués avec confiance.

Enfin, les magnétiseurs, médecins ou non, qui connaissent toute la valeur du magnétisme, sont souvent détournés de son emploi par les obstacles qu'on leur suscite, et, plus encore, par la dépense de temps, de forces et quelquefois de santé qu'entraîne pour eux cet acte pénible et fatigant.

Pour ma part, lorsque je commençai à magnétiser avec une application excessive, un regard fixe, une attention concentrée, une volonté tenace, ces violens efforts m'épuisaient. Plus tard, instruit par la pratique, plus confiant dans la puissance du magnétisme, je me modérai et produisis autant d'effet avec moins de peine. Mais j'ai toujours ressenti quelque fatigue; et, condamné par les circonstances à magnétiser au-delà de mes forces, ma santé en a tellement souffert qu'il m'a fallu renoncer à ce genre de pratique.

La sensation d'épuisement que j'éprouvai dès mon début, n'est pas l'effet de l'imagination; car, alors, j'ignorais, je ne soupçonnais même pas que le magnétiseur fût exposé à cet inconvénient. Elle n'est pas, non plus, le résultat direct de l'effort cérébral; car le travail intellectuel le plus pénible ne produit pas une sensation pareille. Elle ne provient pas de la fatigue musculaire, car celle-ci est insignifiante; et d'ailleurs le magnétisme, exercé sans faire aucun mouvement, épuise de même. Cet affaiblissement est sans doute l'effet de la déperdition du fluide vital transmis au malade, fluide subtil et précieux qui s'exhale habituellement autour de nous, mais, dans l'acte magnétique, avec plus d'abondance et de rapidité.

Il est certain que les constitutions délicates doivent pratiquer cet acte avec beaucoup de réserve, ou même s'en abstenir totalement.

Parmi les hommes qui savent utiliser le magnétisme, il n'y a donc qu'un petit nombre d'êtres assez robustes, assez patiens, assez dévoués pour entreprendre et poursuivre le traitement de plusieurs malades. Les médecins, surtout, sont en général trop occupés pour tirer de ce moyen tout le parti possible, et, par tous ces motifs, l'application du magnétisme, au lieu d'être générale, se trouve exceptionnelle.

Que faire à cela?... Propager cette découverte et se fier à l'avenir.

Cette science est assez répandue pour ne périr jamais. Trop de personnes ont opéré, ont vu, ont lu, pour qu'elle se perde dans l'oubli; loin de là, elle gagne de proche en proche par un progrès continuel. Mais, s'il est désormais impossible de l'extirper du sein de la société, on doit avouer que le magnétisme est persécuté, combattu, martyrisé, non par le fer et le feu, mais par l'insulte et le mépris. L'heure de son triomphe n'a pas encore sonné; l'époque de son règne n'est pas venue. Cela sera plus tard, bien tard peut-être; mais cela sera. La vérité ne meurt pas : aujourd'hui on la foule dans la poussière; demain elle s'élève vers les cieux. Eh bien! quand le magnétisme se trouvera universellement connu et apprécié, voici, selon moi, de quelle manière on devra l'exercer.

Le magnétisme sera appliqué aux malades de chaque famille, par un membre de la famille, sous la direction du médecin.

Rien n'est plus simple, plus à la portée de tout le

monde que cet acte. Si, pour combiner des expériences, établir des principes, déduire des conséquences, un esprit philosophique est nécessaire, il ne faut, pour appliquer le magnétisme, ni haute intelligence, ni profondes études; il suffit d'avoir de la confiance, de la sympathie, de la bonne volonté.

Le magnétisme, étant dans sa période militante, a besoin de lutter pour vaincre et de frapper les esprits par des effets extraordinaires : de là, les expériences publiques et la recherche des phénomènes du somnambulisme. Mais, une fois la victoire obtenue, on devra s'abstenir de toute espèce de tour de force, et n'employer ce moyen précieux que dans un but d'utilité.

Pour soulager un malade, on n'a qu'à lui prendre les pouces pendant quelques minutes, jusqu'à ce qu'il s'établisse un équilibre de température. Puis, avec les mains déployées en descendant, et fermées ou tournées en dehors en remontant, on fait des *passes* ou mouvemens de haut en bas, à quelques pouces de distance du sujet, depuis sa tête jusqu'à ses genoux, comme pour lancer et répandre sur lui un fluide émanant de la face interne des mains et du bout des doigts (1). On fixe son regard sur le malade, qui tient, à son gré, les yeux ouverts ou fer-

(1) J'ai eu lieu, à Turin, dans le magnifique Musée égyptien, de me livrer sur diverses figures, sous le rapport des poses et gestes magnétiques, à des observations curieuses qui m'entraîneraient ici trop loin.

més. Quelquefois on se borne à promener une seule main de haut en bas, à quelque distance ; on souffle doucement, ou on applique la main sur la partie douloureuse, mais ce contact n'est pas indispensable. Pour terminer la séance ou amener le réveil, on présente devant le malade les deux mains rapprochées par la face dorsale, et on les écarte vivement, à plusieurs reprises. Voilà les procédés extérieurs; mais ce qui importe le plus, ce sont les dispositions internes, savoir : l'intention de faire du bien et l'espoir d'y réussir; en deux mots : la bienveillance et la confiance. Il n'est pas besoin pour cela d'avoir usé les bancs de l'école. Vous désirez soulager un malade : voilà la bienveillance ; vous avez vu les procédés magnétiques produire cet effet, et vous pensez qu'en les employant vous l'obtiendrez aussi : voilà la confiance; il n'en faut pas davantage. On apprend à magnétiser surtout par imitation. J'ai connu des enfans qui, après avoir vu magnétiser, ont cru pouvoir en faire autant et ont parfaitement réussi.

On emploie, comme moyens auxiliaires, l'eau magnétisée qu'on donne à boire au malade, et les objets magnétisés qu'on fait porter sur la partie affectée.

Si, pour appliquer cet agent, il ne faut que vouloir, qui se trouve placé dans de meilleures conditions qu'un parent du malade? Qui aura plus de zèle, de patience, de dévouement? Il suffit souvent de deux ou trois minutes, pour mettre en somnambulisme une personne qu'on a déjà magnétisée plusieurs fois; mais les malades chez qui les effets se bornent à des sensations légères, à un soulagement progressif, ont besoin de séances prolongées pendant une demi-heure, et répétées, selon la nature du mal, une ou deux fois par jour, durant des semaines, des mois entiers. Quel autre pourra remplir cette tâche, qu'un parent, un ami intime? Combien de fois, devant des souffrances que le magnétisme aurait pu calmer, j'ai regretté vivement de n'avoir personne pour administrer un secours que je ne me sentais pas la force d'appliquer moi-même!

Ce parent, cet ami, n'aura, par jour, qu'un ou deux malades à magnétiser; le médecin en aurait vingt, trente. Le temps et les forces manqueraient à l'homme de l'art; il épuiserait sa santé et n'exercerait qu'une action languissante; tandis qu'avec des aides placés sous sa direction, éclairés de ses lumières, il pourra, en combinant, s'il le faut, l'usage des médicamens avec l'emploi de ce moyen, mener à bonne fin le traitement de tous ses malades.

Dans la pratique du magnétisme ainsi organisée, le médecin représente la tête; le parent ou l'ami, le cœur et les bras.

Le médecin n'est pas toujours prêt à se rendre à l'appel du malade; un parent, vivant sous le même toit, se trouvera plus souvent à portée de l'être souffrant. On a écrit des livres, chefs-d'œuvre d'imprudence et d'absurdité, sous ce titre : *La médecine sans médecin*, comme si cet art, qui réclame tant de travaux, d'expérience, de méditations, pouvait s'apprendre par la lecture de quelques chapitres! Comme si l'on pouvait s'improviser praticien, alors que les hommes spéciaux, dont la vie est consacrée à l'étude et à la pratique médicales, ont tant de peine à atteindre le but!... Ce n'est pas *la médecine sans médecin* qu'il convient d'appliquer, c'est quelquefois *la médecine en attendant le médecin*. Il serait bon d'avoir un livre indiquant les premiers secours à donner aux malades avant l'arrivée de l'homme de l'art, afin de remplacer les moyens malencontreux qu'on emploie souvent en pareil cas, par des soins incapables de nuire, et aussi utiles que peut le permettre l'ignorance des personnes étrangères à la médecine. Or, le magnétisme est le moyen toujours le plus innocent, souvent le plus avantageux.

On redoute les abus du magnétisme, tels que la domination du magnétiseur et les révélations de quelques somnambules. Nous verrons plus loin, jusqu'à quel point ces craintes sont fondées. Bornons-nous à dire, pour le moment, que la pratique du magnétisme en famille prévient ces dangers. Que le mari magnétise sa femme, le père ou la mère leurs enfans, et tout abus se trouve impossible.

Mais, je le répète, pour répandre ainsi dans tous les foyers les bienfaits de ce remède, il faut que la croyance au magnétisme devienne générale et populaire. Quand ce jour se sera levé, l'homme fera, dans l'intérêt de ses semblables, un usage habituel de la faculté intime qu'il tient de la Providence. Les individus sains et vigoureux magnétiseront les êtres débiles et malades; ceux qui ont des forces en excès, en communiqueront à ceux qui en manquent; le superflu des uns fournira aux autres le nécessaire. De même que les riches font aux pauvres l'aumône de l'argent, les valides feront aux infirmes l'aumône de la santé.

Le magnétisme sera le gage de la fraternité universelle, l'instrument de la charité.

CHAPITRE X.

DU MAGNÉTISME ET DU SOMNAMBULISME AU POINT DE VUE RELIGIEUX.

Méconnu par la majorité des médecins, le magnétisme est suspect à plusieurs membres du clergé.

Les uns et les autres le repoussent, mais par des motifs opposés : les médecins, comme nul ; les prêtres, comme dangereux.

Les premiers en rient ; les seconds s'en effraient.

L'hostilité des uns est souvent une affaire d'amour-propre ; l'opposition des autres est toujours une affaire de conscience.

A ceux des médecins que domine l'esprit de corps ou l'intérêt personnel, il n'y a rien à dire ; aux ecclésiastiques poussés par l'intérêt de la religion, c'est-à-dire de la vérité, il importe de donner des éclaircissemens.

Le magnétisme n'a été par ceux-ci condamné, que parce qu'il a été auprès d'eux calomnié.

Manquant d'occasions pour examiner pratiquement le magnétisme, ils l'ont jugé sur des rapports infidèles.

S'ils se sont abandonnés à des préventions fâcheuses, rejetez-en la faute sur les médecins.

Si le magnétisme était enseigné dans les écoles, exercé dans les hôpitaux et généralement adopté dans la pratique médicale, pensez-vous que le clergé le condamnerait ? Non, sans doute.

Condamne-t-il une foule de manœuvres usitées en médecine, et qui seraient en tout autre cas fort inconvenantes ? Et quand l'homme de l'art enfonce le scalpel dans le cadavre, le clergé condamne-t-il ces recherches, qu'on taxerait d'odieuse profanation, de véritable attentat à la pudeur de la mort, si elles n'avaient pour dernier but les pressans intérêts de l'humanité ?....

Je l'ai déjà dit : sauf les cas où il importe de démontrer l'existence du magnétisme par des expériences décisives, afin d'en propager la pratique, il ne faut appliquer cet agent qu'au traitement des malades ; et c'est le médecin, ou à sa place et sous sa direction, un parent, un ami intime, qui doit opérer.

La religion permet-elle d'employer le magnétisme pour guérir ou soulager les malades ?

C'est ainsi qu'il faut poser la question.

Or, qu'a-t-on dit, que peut-on imaginer contre le magnétisme ?

1° Les procédés magnétiques blessent la décence ;

2° L'empire exercé par le magnétiseur annihile le libre arbitre du somnambule, qui peut être forcé à toutes sortes d'actes contraires à la morale ;

3° Les révélations faites par les somnambules peuvent troubler la paix domestique et l'ordre social;

4° Les phénomènes du magnétisme et du somnambulisme portent atteinte à la religion, en fournissant matière à des attaques contre le vrai caractère des miracles et des prophéties ;

5° Ces phénomènes, sortant de l'ordre naturel, sont dus à l'intervention des mauvais esprits.

Examinons tour à tour ces divers chefs d'accusation :

1° Les procédés magnétiques blessent la décence.

Cette imputation est bonne pour des gens qui n'ont jamais vu magnétiser. Autrefois, sans avoir beaucoup de fondement, elle pouvait obtenir quelque crédit, lorsque Mesmer rassemblait autour de son baquet de nombreux malades des deux sexes. Mais, à présent, on magnétise chaque sujet en particulier, devant ses parens ou amis, en promenant les mains à quelque distance du malade, après lui avoir pris un moment les pouces. Qu'y a-t-il là de contraire à la décence ?

Que, dans une société, par manière de jeu et de passe-temps, le premier venu s'avise de magnétiser des dames jouissant de toute leur santé, c'est là un spectacle, sinon indécent, du moins frivole et déplacé, capable d'amener des accidens nerveux chez celles qui s'y prêtent; mais, faite sérieusement sur un malade, cette opération ne peut soulever le moindre scrupule.

A crier à l'indécence, on serait bien autrement fondé dans une foule d'autres circonstances médicales. Rien n'arrête les explorations du médecin ; pas un point du corps, où, le cas échéant, il ne porte la main et les yeux. Et la religion ne le défend pas. Pourquoi ? Parce que le ministre de la santé a des intentions pures, poursuit un but légitime. Et on s'effaroucherait de ce qu'il prend les pouces en magnétisant ? Quelle dérision !...

2° L'empire exercé par le magnétiseur annihile le libre arbitre du somnambule, qui peut être forcé à des actes contraires à la morale.

Commençons par noter que cette imputation et toutes celles qui suivent, ne portent que sur le somnambulisme et non sur le magnétisme, en tant qu'il agit, comme c'est l'ordinaire, sans déterminer ce sommeil spécial.

Quant à l'influence exercée sur les somnambules, elle ne va pas jusqu'à les dépouiller de leur liberté morale. Laissons parler un homme doué d'une grande expérience sur cette matière, et dont le caractère commandait la vénération, l'homme même à qui l'on attribue la découverte du somnambulisme, M. de Puységur : « L'empire que l'on acquiert » sur les somnambules, ne s'exerce que dans les » choses qui concernent leur santé et leur bien-être, » ou dans les choses innocentes en elles-mêmes, » telles que faire marcher, danser, chanter, etc., » enfin tout ce qu'on pourrait exiger d'un être quel» conque dans l'état ordinaire ; mais il est des bornes » où ce pouvoir cesse. »

Il ajoute qu'ayant demandé à plusieurs somnambules s'il ne pourrait pas leur arracher soit aux hommes, des signatures compromettantes, soit aux femmes, des actes contraires à la pudeur, tous répondirent qu'il éprouverait une résistance invincible, et que, s'il insistait, le somnambulisme cesserait brusquement.

Le docteur Passavant vient à l'appui en ces termes : « Aussi long-temps que l'homme veut être »libre, il le demeure, tant en somnambulisme, »qu'en état de veille. On peut blesser, on peut tuer, »on ne peut pas vicier un être humain sans son »consentement.»

L'influence du magnétisme ne pourrait, dans tous les cas, avoir d'autre inconvénient que celle des narcotiques et de diverses substances propres à modifier le moral, et dont la médecine tire parti sans que la religion s'y oppose.

On a, d'ailleurs, un moyen fort simple d'éviter tout danger : c'est de ne se faire magnétiser qu'en présence de ses parens.

Il n'est pas d'usage que le médecin reste seul à veiller auprès d'une malade dormant du sommeil ordinaire ; je ne vois pas pourquoi on le laisserait seul auprès d'une femme qu'il plonge dans le sommeil magnétique.

Le véritable danger consiste à taxer de chimères le magnétisme et le somnambulisme. Cette incrédulité fait traiter légèrement un acte d'une gravité réelle, et follement négliger les conseils de la prudence.

Qu'arriverait-il à des gens qui nieraient l'action du feu? Ils ne tarderaient pas à se brûler et à tout réduire en cendres; tandis que la connaissance de cette action puissante permet d'utiliser la chaleur, tout en se prémunissant contre l'incendie.

Le meilleur moyen de prévenir les abus auxquels peut donner lieu le somnambulisme, c'est donc de répandre la notion et de proclamer la réalité de cet état magnétique, afin qu'on s'entoure des précautions convenables.

Poussez ces précautions aussi loin que vous voudrez; faites dans certains cas, si vous le jugez à propos, magnétiser les personnes de tel ou tel sexe par une personne du même sexe;... mais, en frappant sur les abus, épargnez le légitime usage.

3° Les révélations faites par les somnambules peuvent troubler la paix domestique et l'ordre social.

Ce chef d'accusation, en quelque sorte corollaire du précédent, m'amène à faire à peu près la même réponse et à prescrire les mêmes précautions.

Écoutons d'abord le respectable Deleuze: « On » a craint que le somnambulisme n'exposât à com- » mettre des indiscrétions; cela est impossible. Le » somnambule est très-éclairé sur ses devoirs et sur » ses intérêts, et il ne fera ni ne dira jamais rien » qui y soit contraire. S'il montre à son magnétiseur

»plus de confiance qu'il ne l'aura fait dans l'état »de veille, c'est que sa pénétration lui donne la »certitude que cette confiance est bien placée.»

N'en fût-il pas ainsi, le magnétiseur fût-il capable d'une curiosité indiscrète, la présence d'une tierce personne le détournerait de toute question déplacée.

Et quand même quelque épanchement pourrait se faire jour du somnambule au magnétiseur, le médecin n'est-il pas appelé, par état, à garder religieusement les plus intimes confidences ? A-t-il oublié son serment : « Admis dans l'intérieur des »maisons, mes yeux ne verront point ce qui s'y »passe ; ma bouche taira les secrets qui me seront »confiés ! »

Quant à l'ordre social, la lucidité des somnambules est loin d'être assez étendue, assez sûre, assez constante pour découvrir les secrets d'état. On voit bien les somnambules fournir des lumières précieuses dans les maladies ; on n'a jamais vu qu'ils aient compromis le sort des empires ou même ruiné la loterie.

4° Les phénomènes du magnétisme et du somnambulisme portent atteinte à la religion, en fournissant matière à des attaques contre le vrai caractère des miracles et des prophéties.

Ces phénomènes sont-ils faux? Sont-ils réels?... S'ils sont faux, ils ne méritent pas qu'on s'en occupe; s'ils sont réels, comme le certifient des témoignages respectables, ils doivent nécessairement se trouver incapables de porter atteinte aux miracles et aux prophéties... Il n'y a pas de droit contre le droit, a-t-on dit; il n'y a pas, non plus, de vérité contre la vérité. Il ne peut pas exister de contradiction entre la vérité scientifique et la vérité révélée.

Si, de l'existence de ces phénomènes, quelques magnétiseurs ont tiré des inductions contre le caractère surnaturel des miracles et des prophéties, la faute en est à ces magnétiseurs et non au magnétisme. Ce n'est pas le somnambulisme, mais leurs écarts de logique qu'il faut accuser. Les phénomènes produits par la nature ne sont nullement responsables des fausses conséquences que les hommes en déduisent.

Est-il besoin de dire qu'il y a un abîme entre l'instinct, l'intuition, les prévisions des somnambules, et ce que la religion nous enseigne des miracles et des prophéties ?....

Parce qu'un chimiste voudrait expliquer, par une opération de son art, le miracle des noces de Cana, faudrait-il condamner la chimie?

Parce que des géologues ont élevé des objections contre les livres sacrés, faut-il dire anathème à la géologie? Mais elle est tellement innocente de ces erreurs, que, mieux connue, elle a confirmé le récit de la Genèse.

Les courtes vues de certains anatomistes qui n'aperçoivent rien au-delà de la matière, ont-elles empêché un grand médecin, sondant les merveilles de l'organisation, de s'écrier : Je chante un hymne en l'honneur de la Divinité !

Depuis qu'un écrivain incrédule a invoqué l'astronomie à l'appui de son système, les cieux ont-ils cessé de *raconter la gloire du Très-Haut?*

Le philosophisme a, contre la religion, abusé de la science, abusé de l'histoire ; faut-il, au nom de la religion, proscrire l'histoire, proscrire la science?

Si l'on devait renverser tout ce dont les hommes ont abusé, rien en ce monde ne resterait debout.

On l'a dit avec raison : Un peu de science nous éloigne de la religion ; beaucoup de science nous y ramène.

Si quelques esprits téméraires ont abusé du magnétisme, ou plutôt de la logique, contre la révélation, les magnétiseurs sages et éclairés montrent plus de réserve ; il en est même qui ont puisé dans le magnétisme des motifs de foi religieuse.

Dans l'acte solennel que l'homme rédige en vue de la mort, dans l'écrit où il consigne ses volontés et ses pensées telles qu'il désire qu'on les proclame après sa comparution devant le tribunal de Dieu, dans son testament, un savant médecin a inséré ces paroles : «Dans ma physiologie du système nerveux, » j'avais hautement professé le matérialisme. De » nouvelles méditations sur un phénomène bien » extraordinaire, le somnambulisme, ne me permi- » rent plus de douter de l'existence en nous et hors » de nous d'un principe intelligent, tout-à-fait diffé-

» rent des existences matérielles. Il y a chez moi à » cet égard une conviction profonde, fondée sur des » faits que je crois incontestables. Cette déclaration » ne verra le jour que lorsqu'on ne pourra plus dou- » ter de sa sincérité, et suspecter mes intentions. » Si je ne puis la publier moi-même, je prie instam- » ment les personnes qui en prendraient connais- » sance à l'ouverture du présent testament, de lui » donner toute la publicité possible. »

De son côté, le sage Deleuze écrivait au docteur Billot : « J'ai plusieurs exemples de personnes ra- » menées à la religion par l'observation des phéno- » mènes du magnétisme, et de ce nombre je puis » citer les trois Messieurs de Puységur. »

Passons au dernier chef d'accusation.

5° Les phénomènes du somnambulisme sortant de l'ordre naturel, sont dus à l'intervention des mauvais esprits.

Pourquoi déclarer surnaturels des phénomènes qui ne sont que plus ou moins extraordinaires?

Gardons-nous d'imposer au pouvoir de la nature les bornes étroites de nos connaissances.

A mesure que la science marche, les limites du possible s'étendent, les lois générales semblent s'élargir.

On peut expliquer naturellement les effets magnétiques en apparence les plus merveilleux. Prenons pour exemple le magnétisme exercé au travers d'un mur. Il est admis en physique que, formés de molécules liées entre elles par la force d'agrégation, les corps, même les plus denses, offrent une multitude de pores ou interstices. Or, ces interstices peuvent livrer passage à tel ou tel fluide. Les corps diaphanes laissent passer la lumière; les corps conducteurs, l'électricité. Le calorique traverse tous les corps; pourquoi n'en serait-il pas de même du fluide magnétique ou vital? Et, dès-lors, quoi de plus naturel que son action au travers des murs?

Examinons le plus étonnant des phénomènes du somnambulisme : la transmission de la pensée sans le secours des signes. Et, d'abord, il faut remarquer que ce phénomène est rare, inconstant, fugitif, borné. C'est une impression, une image, une idée vive et nette qu'on peut transmettre, et non une pensée abstraite ou complexe. Or, toute opération de l'âme influe sur le corps, témoins la céphalalgie, le trouble de la digestion qui résultent d'une trop forte contention d'esprit. Le fluide nerveux ou magnétique étant ainsi mis en mouvement par l'acte intellectuel, irradie au dehors, va émouvoir le cerveau du somnambule, et y détermine une modification dont l'âme de ce dernier prend connaissance, de même qu'elle prend connaissance des impressions transmises par les organes des sens. Il n'y a là rien de surnaturel.

Les autres phénomènes seraient d'une explication facile.

Ainsi, à propos du phénomène de la prévision,

j'ai cité, d'après le rapport académique, le nommé Cazot, qui annonçait exactement, à l'avance, le jour et l'heure de ses attaques d'épilepsie. Or, cette faculté, dont jouissent plusieurs somnambules ne se manifeste guère que dans les maladies, relativement aux actes organiques qui sourdement se préparent, à dater du moment où la prévision a lieu, jusqu'à celui où elle se réalise.

Après avoir souvent fait preuve de cette faculté, Cazot annonça qu'il aurait un accès au bout de neuf semaines; et, deux jours après cette déclaration, voulant arrêter un cheval fougueux qui avait pris le mors aux dents, il fut précipité contre la roue d'un cabriolet et eut la tête fracassée, accident qui entraîna bientôt la mort.

Écoutons là-dessus les réflexions consignées dans le rapport : « La commission vous fera remarquer » que les prévisions de Cazot ne sont relatives qu'à » ses accès ; qu'elles se réduisent à la conscience de » modifications organiques qui se préparent et arri- » vent en lui comme le résultat nécessaire des fonc- » tions intérieures ; que ces prévisions, quoique plus » étendues, sont tout-à-fait semblables à celles de » certains épileptiques qui reconnaissent à certains » symptômes précurseurs, comme la céphalalgie, les » vertiges, la morosité, *l'aura epileptica,* qu'ils auront » bientôt un accès. Est-il étonnant que les somnam- » bules dont, comme vous l'avez vu, les sensations » sont extrêmement vives, puissent prévoir leur

»accès long-temps d'avance, d'après quelques »symptômes ou impressions intérieures qui échap- »pent à l'homme éveillé ? C'est de cette manière que »l'on pourrait entendre la prévision attestée par »Arétée, dans deux endroits de ses immortels ou- »vrages, par Sauvage qui en rapporte un exemple, »et par Cabanis. Ajoutons que la prévision de Cazot »n'est pas rigoureuse, absolue ; qu'elle est condi- »tionnelle, puisque, en prédisant un accès, il an- »nonce qu'il n'aura pas lieu si on le magnétise, et »qu'effectivement il n'a pas lieu ; elle est tout »organique, tout intérieure. Ainsi, nous conce- »vons pourquoi il n'a pas prévu un événement »tout extérieur, savoir : que le hasard lui ferait »rencontrer un cheval fougueux ; qu'il aurait l'im- »prudence de vouloir l'arrêter, et qu'il recevrait »une blessure mortelle. Il a donc pu prévoir un »accès qui n'a jamais dû arriver. C'est l'aiguille »d'une montre qui, dans un temps donné, doit par- »courir une certaine portion du cercle d'un cadran, »et qui ne la décrit pas, parce que la montre vient »à être brisée.»

Une dame, éminemment recommandable, me racontait qu'étant plongée dans le somnambulisme magnétique, elle avait prescrit, à quelqu'un, des médicamens végétaux dont, une fois éveillée, elle ignorait complétement les vertus et même le nom. Comment expliquer ce fait?... Dès notre bas-âge, nous recevons, presque à tout moment, de tout ce qui nous entoure, une foule de notions propres à former une riche encyclopédie, si la mémoire les conservait fidèlement et nous les représentait à propos. Or, dans certaines maladies, on retrouve tout à coup le souvenir vivant de ce qu'on avait complétement oublié; il en est de même durant le somnambulisme. Dans cet état, cette dame avait sans doute ressaisi d'anciens souvenirs qui disparurent à son réveil. A l'appui de ma conjecture, cette personne ajouta qu'elle avait vu souvent, dans son enfance, employer des recettes de plantes médicinales, et, de plus, que les plantes prescrites furent par elle nommées en catalan, idiome qu'elle parlait à cet âge.

M. Deleuze écrivait au docteur Billot: «Dans le »somnambulisme, il arrive souvent que plusieurs »facultés s'exaltent; la mémoire rappelle des idées »ou des faits entièrement oubliés; l'imagination »s'ouvre un chemin immense, les rapports des objets »sont rapidement aperçus, la prévision se montre, »les effets sont devinés par la vue des causes. Mais »je ne crois pas qu'il se montre aucune connais»sance, aucune opinion, dont ni le magnétiseur, »ni le magnétisé n'aurait déjà le germe.»

Voici, maintenant, des autorités religieuses. Sur cette question: Y a-t-il une fascination naturelle? Saint Thomas affirme en ces termes: «Par une action »forte de l'âme, les esprits vitaux du corps sont mis »en mouvement, surtout dans les yeux vers lesquels

»arrivent les esprits les plus subtils. De plus, les »yeux modifient l'air répandu dans l'espace, jusqu'à »certaines limites.»

Saint Augustin dit qu'il y a des personnes qui peuvent guérir certaines maladies, par le *regard*, par le *tact*, par le *souffle*, au moyen d'une faculté naturelle.

Athénagore qui, d'abord philosophe platonicien, embrassa ensuite le christianisme, s'exprime ainsi dans un passage de son Apologie pour les chrétiens : «L'âme, attendu sa qualité immortelle, peut, par »elle-même et par sa propre vertu, prévoir l'avenir »et guérir les maladies.»

Un célèbre professeur de théologie, le père Perronne, après avoir rapporté un passage de saint Thomas en faveur de la prévision, comme faculté naturelle; après avoir cité, d'après le même docteur, l'autorité de Grégoire-le-Grand, s'exprimant en ces termes : «L'âme, à l'approche de la mort, connaît »à l'avance certaines choses futures à cause de la »subtilité de sa nature,» le professeur ajoute : «Nous avons voulu rapporter ces citations, afin »qu'on voie évidemment que le saint docteur a pris »les avances sur les faits que, plus tard, les défen»seurs du magnétisme ont racontés en parlant du »somnambulisme provoqué par la magnétisation.»

Il est d'ailleurs une remarque importante qu'il ne faut jamais oublier : tous les phénomènes observés dans le somnambulisme provoqué, se montrent également dans le somnambulisme spontané; tous les phénomènes déterminés par le magnétisme surgissent également dans diverses maladies, telles que l'hystérie, la catalepsie, qui n'ont rien de surnaturel.

Le magnétisme n'agit pas sur tous les sujets, son influence porte de préférence sur les malades, sur les infirmes, quelles que soient leurs dispositions religieuses. D'autre part, tous les individus n'ont pas la même force magnétique ; les personnes robustes opèrent avec plus d'énergie, quels que soient également leurs principes religieux. Ces conditions physiques dénotent une cause naturelle. S'il y avait là un agent d'une autre espèce, l'état du corps n'y ferait rien ; l'état de l'âme y serait tout.

L'affaiblissement causé, chez les constitutions délicates, par la pratique du magnétisme ; le besoin qu'éprouvent de s'en abstenir les magnétiseurs parvenus à la vieillesse ou tombés malades ; l'influence qu'exerce un magnétiseur d'une constitution forte sur un sujet inaccessible à l'action d'un magnétiseur physiquement plus faible que le premier, tout cela vient également démontrer qu'il y a là un agent purement naturel.

Ainsi, aux bains d'Aix, en Savoie, j'ai appris de l'excellent docteur Despine, qu'il avait renoncé à la pratique du magnétisme, à cause de son âge assez avancé.

Ainsi, j'ai vu M. le chef d'escadron D***, doué d'une santé de fer, produire des effets plus énergiques et plus salutaires que moi, sur la même malade.

Le fluide magnétique a des analogies manifestes avec les fluides impondérables, qui ne sont peut-être que des modifications diverses d'un principe unique et dont les effets étonnans n'ont rien que de très-naturel. Les somnambules se montrent quelquefois sensibles à l'électricité naturelle des métaux, recherchent les uns, rejettent les autres. A ce sujet, voici un fait qu'il est bon de rapporter : Une somnambule à qui des religieuses, afin de l'éprouver, présentaient un crucifix, le repoussa vivement. Là-dessus, grand émoi. Pour les rassurer, le magnétiseur les invita à mettre entre les mains de la somnambule un autre crucifix qui se trouvait dans l'appartement : elle le reçut volontiers.... Voici tout le secret : le premier crucifix était en métal ; le second, en bois.

Du reste, comment apprend-on à magnétiser? Y a-t-il quelque initiation secrète ; quelque parole sacramentelle ; quelque pratique mystérieuse? Non. Les procédés qu'on emploie sont décrits et publiés dans tous les livres de magnétisme. Ces procédés, qui se rattachent à des théories plus ou moins sujettes à controverse comme toutes les théories scientifiques, n'ont rien de cabalistique ni de superstitieux.

M. l'abbé J. B. L., savant auteur d'un Traité

récent sur le Magnétisme, s'exprime ainsi (page 680) : « Alors que j'étudiais encore la médecine, » un ecclésiastique qui me connaissait depuis long- » temps, vint me voir pour causer de magnétisme, » et me demanda, en conscience, si je n'employais » aucun moyen superstitieux. Je lui répondis : J'af- » firme que non, et je vous engage à le vérifier par » vous-même. — Comment faut-il m'y prendre? — » Regardez votre volonté comme pouvant faire sor- » tir au dehors de vous un fluide qui s'échappe de » votre main, que vous promenerez de haut en bas » devant la tête, la poitrine, les jambes. Veuillez » un peu et vous réussirez. Le soir même, cet ecclé- » siastique fit une somnambule, qui se guérit elle- » même par des remèdes fort simples. »

Quelle déplorable prévention, quelle profonde ignorance de ces matières ont pu conduire un grand-vicaire de Tours, l'abbé Fustier, dans un ouvrage intitulé : *Le mystère du Magnétisme dévoilé aux âmes vertueuses*, à écrire en toutes lettres (page 13), que, pour être initié à la pratique du magnétisme, il fallait *renoncer à Jésus-Christ et marcher sur le crucifix ?*... Sous l'empire d'une idée fixe, l'abbé Wurtz, dans son ouvrage sur les *Démonolâtres du siècle de lumières* (page 149), prétend *que le Diable est travesti, tantôt en physicien, tantôt en magnétiseur, tantôt en ventriloque.* « Est-il permis, s'écrie l'abbé J. B. L., après » avoir cité ce passage, est-il permis d'abuser d'une

»manière plus burlesque et plus ridicule de grandes »et profondes vérités?... »

A ces tristes écarts opposons l'éternelle sagesse de la Cour de Rome, empreinte dans les réponses du Saint-Siége aux diverses consultations qu'on lui a adressées sur ce sujet.

M. le marquis de G**, qui se dévoue avec tant de succès au traitement magnétique des malades, ayant écrit à Rome, l'abbé Vidal, chanoine à Saint-Louis-des-Français, lui répondit que, d'après l'avis des ecclésiastiques les plus éminens, le magnétisme n'était condamnable que dans ses abus.

En 1841, on adressa au Saint-Père une supplique ainsi conçue : « N. supplie Votre Sainteté de »vouloir bien lui faire savoir, pour l'instruction et »la tranquillité de sa conscience et pour la direc»tion des âmes, s'il est permis aux pénitens de »prendre part aux opérations du magnétisme. »

Il fut répondu : « En écartant toute invocation »du démon, le simple acte d'employer des moyens »physiques, d'ailleurs permis, n'est point morale»ment défendu, pourvu qu'il ne tende pas à une fin »illicite ou qu'il soit mauvais en quelque manière.»

Une année après, la question suivante fut soumise au Saint-Siége. « Découvrant dans les obser»vations magnétiques une occasion prochaine à »l'incrédulité et aux mauvaises mœurs, on désire, »pour la tranquillité des consciences, connaître »l'opinion du Saint-Siége à ce sujet. »

Il fut répondu : « L'exercice du magnétisme, » *tel qu'il est exposé* (*prout exponitur*), est illicite. »

On adressa à Rome une troisième consultation, dans laquelle on entrait dans des détails présentant le magnétisme sous un faux jour. Même réponse : « L'usage du magnétisme, *tel qu'il est exposé*, *est* » *illicite.* »

Un an plus tard, Monseigneur l'archevêque de Reims ayant consulté le Saint-Siége sur la question de savoir si le magnétisme, non dans quelques cas particuliers, mais dans la généralité et considéré dans son essence, était permis, le cardinal Castracane, grand pénitencier, lui répondit que la question ne paraissait pas de nature à obtenir une solution prochaine.

Dix-huit mois après, l'archevêque insistant pour obtenir enfin une réponse catégorique, le grand pénitencier lui écrivit que la question ne serait peut-être jamais décidée.

Maintenant que conclure de l'ensemble de ces réponses ?

Commençons par une remarque : Depuis plus d'un demi-siècle que le magnétisme est connu et propagé dans toute l'Europe, la Cour de Rome a gardé le silence. Or, si le magnétisme avait le caractère d'une œuvre satanique, la sollicitude du Saint-Siége se serait empressée de prémunir les fidèles contre un tel danger.

Le Saint-Siége n'a point pris l'initiative ; il a

fallu qu'on l'interrogeât sur cette matière, pour qu'il répondît, toutefois avec une prudente réserve.

La première consultation adressée à Rome, n'exprimant aucune idée favorable ni contraire au magnétisme, on répond que cet acte n'est pas défendu, pourvu qu'on n'invoque pas le démon et qu'on ne tende à aucune fin mauvaise.

En d'autres termes, l'usage est permis, les abus sont prohibés.

La seconde consultation représentant le magnétisme comme contraire à la foi et aux bonnes mœurs, et la troisième, comme une opération surnaturelle, on répond que le magnétisme, *tel qu'il est exposé*, est illicite.

Enfin, l'archevêque de Reims insistant pour que la question du magnétisme soit résolue d'une manière complète et générale, on lui répond que cette question ne sera peut-être jamais décidée

Ainsi, à Rome, le magnétisme n'a jamais été condamné d'une manière générale et absolue ; mais seulement dans des cas particuliers, et d'une façon conditionnelle et subordonnée à la fidélité des exposés.

Dans sa suprême sagesse, la Cour de Rome n'a pas voulu s'engager dans l'examen d'une question physiologique. Elle s'est bornée à proscrire tout acte contraire à la foi et aux mœurs, tout appel aux mauvais esprits.

Fidèle aux principes admis par le Saint-Siége,

Monseigneur Bouvier, évêque du Mans, dans sa théologie morale, s'exprime ainsi : « Je n'oserais » pas condamner ceux qui, pensant que les effets » magnétiques sont naturels, font usage de cette » science en conservant les règles de la modestie et » de la chasteté, avec une intention droite. »

Et comment réputer diabolique un acte qui a été souvent pratiqué dans les conditions et avec les résultats que je vais rapporter? « Il est à ma con- » naissance, dit l'abbé J. B. L., que des personnes » aimant et pratiquant la religion, ont produit des » effets de magnétisme et de somnambulisme, après » avoir reçu la sainte communion. Cela m'est arrivé » à moi-même, quelques heures après. »

Nommerai-je parmi les magnétiseurs connus pour leur piété, les trois frères de Puységur, à l'un desquels j'ai eu l'honneur d'être présenté par un respectable ecclésiastique ; le père Hervier, supérieur de la Charité ; M. Deleuze et tant d'autres ?

L'abbé que je viens de citer, ajoute : « L'expé- » rience a montré que le plus souvent l'individu » somnambulisé est plus moral, plus raisonnable, » plus religieux. Il n'est pas rare de voir un som- » nambule qui n'a pas, dans l'état de veille, de » sentimens religieux, en avoir de très-profonds, » en somnambulisme, et prier Dieu avec ferveur. »

M. Deleuze écrivait au docteur Billot, que le docteur Chapelain ayant reconduit chez elle une jeune personne qui s'était trouvée mal dans la rue, et l'ayant plongée en somnambulisme, elle se mit à gémir sur son inconduite et résolut d'aller en province se jeter aux pieds de ses parens pour obtenir son pardon et vivre du travail de ses mains..... Elle pria le magnétiseur de la fortifier dans cette bonne résolution, ce qu'il fit par un acte de sa volonté. La jeune fille partit, en effet, deux jours après.

Une dame, magnétisée par le même médecin, lui avoua un jour, en fondant en larmes, qu'une passion à laquelle ses principes lui faisaient une loi de résister, était la cause de sa maladie : « Je vous »ai donné ma confiance, dit-elle, parce que vous »la méritez; vous réussirez à me guérir, parce »que vous le voulez. » Le magnétiseur employa toute sa volonté à bannir cette passion, et la malade, en sortant du somnambulisme, s'étonnait du calme dont elle jouissait chaque jour davantage ; elle s'est promptement rétablie.

Voici encore une précieuse communication de M. Deleuze : « J'ai connu une demoiselle de beau»coup d'esprit et du plus grand mérite sous tous »les rapports, mais qui ne croyait nullement à la »religion : elle fut malade; je la magnétisai et la »rendis somnambule. Dans cet état elle me dit »d'écrire et me dicta des réflexions admirables sur »la vérité et la nécessité de la religion. Elle y joi»gnit un réglement de vie à son usage, et lors-

»qu'elle eut fini sa dictée, elle me dit : Placez ce »papier dans mon bureau, où je le trouverai à mon »réveil ; mais qu'il ne vous arrive jamais de m'en »parler quand je serai éveillée. Quelques jours »après, elle alla s'adresser à un prêtre qui lui fit »remplir ses devoirs religieux, et sa conduite fut »celle d'une sainte. J'étais alors imbu de la philo- »sophie du XVIIIe siècle ; elle entreprit de me con- »vertir, et les discours qu'elle m'adressa tous les »jours pendant son sommeil magnétique, sont ce »qu'en ma vie j'ai entendu de plus éloquent et de »plus touchant. Ses intentions furent remplies, et »ce fut elle qui me ramena à la foi catholique, à »laquelle je me suis rattaché. Cette demoiselle est »morte; je n'oublierai jamais les obligations que »je lui ai. »

Déchargé des accusations qu'on voulait faire peser sur lui, le magnétisme doit être non-seulement permis, mais recommandé à cause du bien qu'il produit et du mobile qui le dirige : la charité.

Quel plus grand dévouement que de sacrifier son temps, ses peines, ses efforts et quelquefois sa santé à la guérison et au soulagement des malades ?

Le magnétisme n'est pas seulement un acte licite; c'est une œuvre méritoire.

Je ne saurais mieux terminer que par ces belles paroles du vénérable Deleuze : « Continuons d'employer le magnétisme avec des intentions pures, »et faisons le connaître de manière à prévenir les

»abus et les dangers qui accompagneraient des »pratiques mystérieuses. Ne nous inquiétons ni des »contradictions ni des critiques ; nous perdrions »nos facultés si notre âme n'était en paix , si quel- »que chose altérait le sentiment de bienveillance »qui peut seul la faire agir. Plaignons nos adver- »saires de ne pas connaître la jouissance qu'on »goûte à soulager des malades par des procédés »bien simples , que la confiance et la charité ren- »dent efficaces ; si nous ne pouvons les convain- »cre, tâchons de ne pas les irriter ; tâchons sur- »tout de ne pas être indisposés contre eux. Prenons »garde que notre chagrin , à la vue des obstacles »qu'ils nous opposent , n'ait sa source dans notre »amour-propre encore plus que dans notre zèle »pour la vérité. Continuons de semer, et laissons à »la Providence qui règle les saisons , le soin de »faire prospérer les récoltes. Notre tâche sera rem- »plie , notre cœur sera content , lorsque nous au- »rons fait en silence tout le bien que nous aurons »pu faire. »

Quant à moi , si ma santé ne me permet pas de travailler directement à cette œuvre , puissé-je , du moins , communiquer à mes lecteurs le zèle et la confiance nécessaires pour l'accomplir.

FIN.

TABLE.

—

FIN DE LA TABLE.

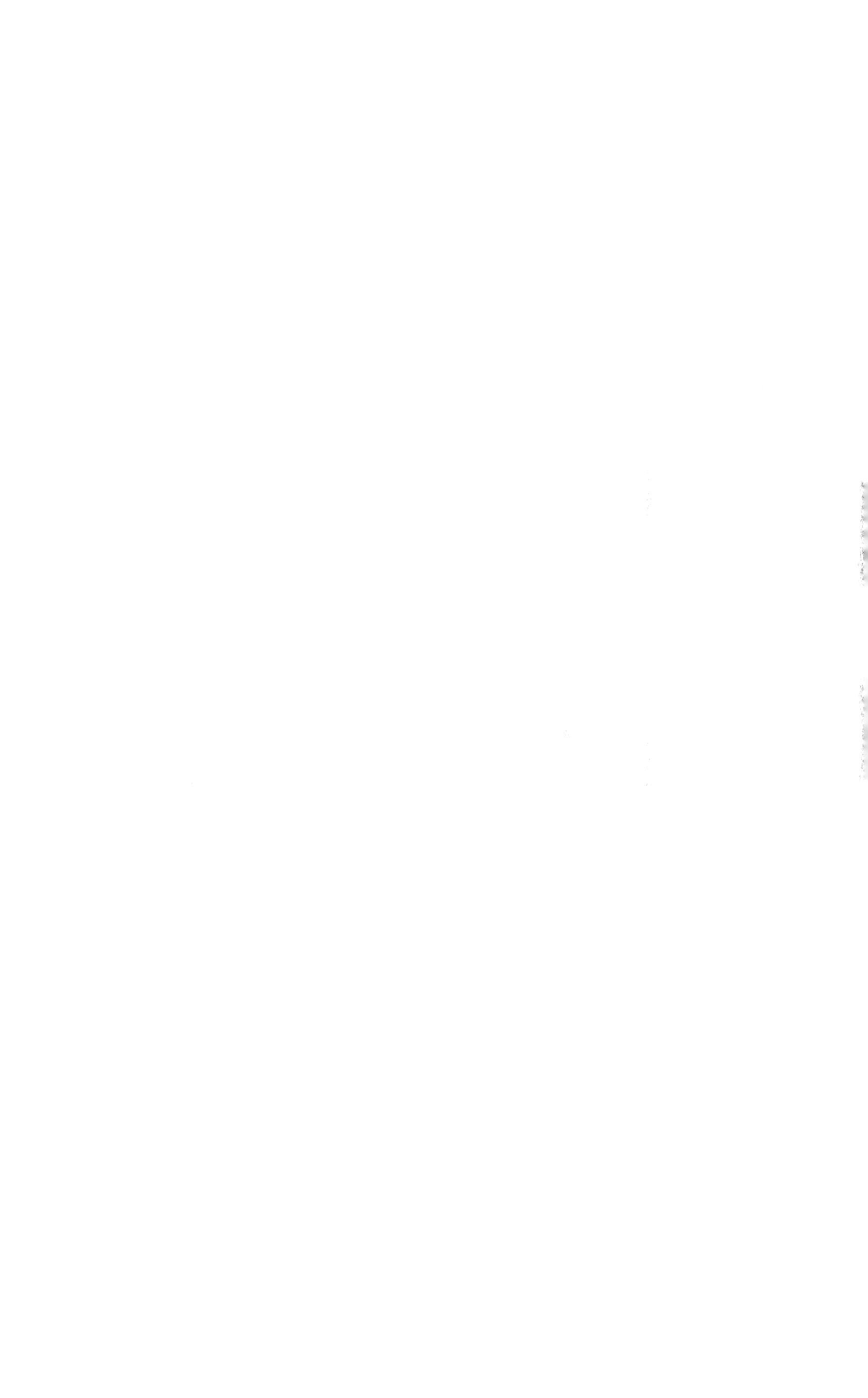

www.ingramcontent.com/pod-product-compliance
Ingram Content Group UK Ltd.
Pitfield, Milton Keynes, MK11 3LW, UK
UKHW021102200726
13857UKWH00003B/1062